国家级医学虚拟仿真实验教学中心建设成果

围术期危机资源管理
虚拟仿真教程

主　编　方向明
副主编　邓小明　王海宏　谢郭豪

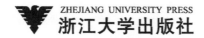
ZHEJIANG UNIVERSITY PRESS
浙江大学出版社

图书在版编目(CIP)数据

围术期危机资源管理虚拟仿真教程 /方向明主编.
—杭州:浙江大学出版社,2019.1
ISBN 978-7-308-18934-7

Ⅰ.①围…　Ⅱ.①方…　Ⅲ.①围手术期－危机管理－
资源管理－仿真系统－教材　Ⅳ.①R619-39

中国版本图书馆 CIP 数据核字(2019)第 010729 号

围术期危机资源管理虚拟仿真教程
方向明　主编

策划编辑	黄娟琴	
责任编辑	阮海潮	
责任校对	王元新	
封面设计	黄小意	
出版发行	浙江大学出版社	
	(杭州市天目山路 148 号　邮政编码 310007)	
	(网址:http://www.zjupress.com)	
排　　版	浙江时代出版服务有限公司	
印　　刷	杭州高腾印务有限公司	
开　　本	710mm×1000mm　1/16	
印　　张	12.5	
字　　数	245 千	
版 印 次	2019 年 1 月第 1 版　2019 年 1 月第 1 次印刷	
书　　号	ISBN 978-7-308-18934-7	
定　　价	56.00 元	

《围术期危机资源管理虚拟仿真教程》
编 委 会

主　　编　方向明　浙江大学医学院
副 主 编　邓小明　上海长海医院
　　　　　王海宏　浙江大学医学院临床技能训练中心
　　　　　谢郭豪　浙江大学医学院附属第一医院
编　　委　（以姓氏拼音为序）
　　　　　巴　力　浙江大学医学院附属第二医院
　　　　　曹　静　浙江大学医学院附属第二医院
　　　　　程宝莉　浙江大学医学院附属第一医院
　　　　　陈　力　浙江大学医学院附属第二医院
　　　　　陈韶华　浙江大学医学院附属第一医院
　　　　　陈艳杏　浙江大学医学院附属第二医院
　　　　　陈　钊　浙江大学医学院附属邵逸夫医院
　　　　　褚丽花　浙江大学医学院附属第一医院
　　　　　葛起伟　浙江大学医学院附属第二医院
　　　　　顾扬军　浙江大学医学院附属第二医院
　　　　　黄　嚣　浙江大学医学院附属邵逸夫医院
　　　　　李金宝　上海市第一人民医院
　　　　　李　霖　浙江大学医学院附属邵逸夫医院
　　　　　李　亚　浙江大学医学院附属邵逸夫医院
　　　　　鲁逸樵　浙江大学医学院附属妇产科医院

马　亮　浙江大学医学院附属邵逸夫医院
慕心力　浙江大学医学院附属邵逸夫医院
阮恒超　浙江大学医学院附属妇产科医院
沈　跃　浙江大学医学院附属第二医院
石　楠　浙江大学医学院附属第一医院
陶轶卿　浙江大学医学院附属第二医院
王　亚　浙江大学医学院附属第一医院
王　妍　浙江大学医学院附属第一医院
王毓佳　浙江大学医学院附属儿童医院
徐唯玮　浙江大学医学院附属第一医院
徐文斌　浙江大学医学院附属邵逸夫医院
严美娟　浙江省人民医院
严慎强　浙江大学医学院附属第二医院
姚易含　浙江大学医学院附属第二医院
叶　慧　浙江大学医学院附属第一医院
叶　盛　浙江大学医学院附属儿童医院
叶伟文　浙江大学医学院附属邵逸夫医院
俞一尘　浙江大学医学院附属邵逸夫医院
张　浩　浙江大学医学院附属第二医院
张悦怡　浙江大学医学院附属邵逸夫医院
赵佳莲　浙江大学医学院附属儿童医院
周凌霄　浙江大学医学院附属第二医院
朱　意　浙江大学医学院附属第一医院

编写秘书：俞　杰　浙江大学医学院
孙亚奇　浙江大学医学院附属第一医院
郑柳娟　浙江大学医学院临床技能训练中心

视频拍摄秘书：杨静玉　浙江大学医学院临床技能训练中心

前　言

　　围术期危机事件是临床医务人员经常面对的突发状况。危机事件严重威胁患者的生命安全,需要临床医师在时间紧和不确定性极高的情形下做出关键性决策。因此,预防危机、应对危机、管理危机是围术期医护团队必须掌握的技能。危机资源管理对于临床医师综合能力要求极高,如何使年轻医师在短时间内快速、熟练掌握并运用相关临床知识和技能,培养其急救意识、临床决策、任务管理和团队协作等胜任力是围术期临床教学的重要任务。以虚拟仿真为基础的教学方式为围术期危机事件的理论和实践培训提供了良好的手段。医学虚拟仿真依托虚拟现实、人机交互、数据库和网络通信等技术,综合运用多媒体、高仿真模型、角色扮演、实践操作等手段,将认知与实践、形象思维与抽象思维、教与学相融合,可以充分调动学员的主观性、能动性和创造性。因此,基于围术期危机资源管理的虚拟仿真教学是提升临床岗位胜任力的重要手段。

　　鉴于目前尚缺乏围术期危机资源管理的相关教材,浙江大学长期从事临床教学工作的部分骨干成员根据自身的临床实践,合力编写了《围术期危机资源管理虚拟仿真教程》一书。全书分为两部分,第一部分概述了医学虚拟仿真的历史及其在围术期资源管理中的重要作用,第二部分是临床常见围术期危机事件的病例和虚拟仿真实践方案,每章包括临床案例设置、教学目标、背景知识、教学设置、情景病例运行、教学反馈、总结以及情景运行所涉及的设备与药物等内容,其中涉及的案例均来源于临床实践,学员既可以直接利用书中的案例进行虚拟仿真情景演练,也可以将之作为参考模板自行设计教学案例。

　　本书既可作为住院医师和专科医师的规范化培训教材,也可供临床医学专业本科生临床见习、实习阶段使用。

　　由于编写时间紧迫,虽经多次协商讨论和审阅修改,书中仍有不足或疏漏之处,敬请各位读者批评指正。

编　者
2019 年 1 月于杭州

目　录

第一部分　医学虚拟仿真概述

　　互联网技术和教育信息化的迅猛发展,推动着全球范围内教育教学的深刻改革。医学虚拟仿真(medical simulation)作为医学模拟教学的新方法,依托虚拟现实、多媒体、人机交互、数据库和网络通信等技术,构建高度仿真的虚拟医疗情景,推进核心胜任力的培养和提升,构建院校教育、毕业后教育、继续教育"三段"衔接融合的规范化临床医学人才的培养体系。目前,医学虚拟仿真已广泛应用于医学本科生、住院医师和专科医师以及继续教育的临床素质提升培训中,不仅在操作技能训练,更是在临床决策能力、团队分工合作、医患沟通以及人文素养等非技术性技能等的提升中发挥着举足轻重的作用,从而提高医护人员危机处理的胜任力。

　　虚拟仿真历史源远流长。早在 19 世纪初,普鲁士人采用关于真实地形的沙盘模型,对作战进行模拟与推演预测。在 20 世纪初,虚拟仿真开始应用于航空从业人员的教学与培训,飞行模拟器可能是发展最完善的全景模拟器(full environment simulation,FES),飞行员可以真实感知飞机在飞行过程中所有的运动变化。虚拟仿真进一步应用于驾驶和汽车设计、城市规划、制造业以及基于计算机模拟的天气预测等重要领域。在当今世界,虚拟仿真已经无处不在。

　　航空模拟在教学和培训领域的应用与成功范例以及计算机即时通信技术的普及,为虚拟仿真在医学教育中的发展提供了重要参考依据。19 世纪中叶,两位麻醉医师 Peter Safar 和 Bjorn Lind 研制了最早的心肺复苏模型——Resusci-Annie。19 世纪 60 年代,Stephen J. Abrahamson 博士证实采用人体模型对麻醉医师进行专科培训具有显著的优势。此后,医学模拟人不断得到改进,开始逐渐应用于专业技能培训、围术期的危机事件培训。

　　在医学虚拟仿真和患者安全领域的先驱者们的推进下,虚拟仿真在医学教育中得到快速发展与广泛应用,引起了医学教育理念的更新和教育方式的改革。近几年来,医学教育从实验医学、经验医学进入以整合医学为特点、以胜任力提升为目标的多学科时代。随着医疗服务环境的变化,社会对医疗过失愈加重视,患者对诊疗质量的要求也在提高。这些现状要求医务人员不断完善、提升临床操作技能,并同时增强非技术性技能。医学虚拟仿真技术通过模拟临床情景,使医学生或医生能在安全、稳定、标准、可预测、可重复的环境中进行技能培训与评估,既免除了教学过程中使用真实患者产生的潜在伤害,又提高了医学培训的有效性。没有人是危机处理的天才,只有通过系统培训,才能练就在危机管理过程中处变不惊、临危不乱的急救技能。

医学虚拟仿真不仅在医学知识的教授与临床技能的培训中有广泛应用,其在临床胜任力评估领域也有潜在优势。美国毕业后医学教育评鉴委员会(Accreditaion Council for Graduate Medical Education,ACGME)提出,对专科住院医师进行临床核心胜任力的评估,为在结构化环境中通过虚拟仿真教学提高临床核心胜任力提供了可能。六大核心胜任力包括患者照护、医学知识、基于实践的学习和提高、人际交往和沟通技巧、职业素养和基于系统化的实践。ACGME认为,将医学虚拟仿真教育,包括标准化病人和医学模拟人应用于核心胜任力的培养与评估,是非常有效的教育方式。在以能力为导向的教育方式指导下,住院医师的学习目标及其所接受的课程规划,不仅重视知识及技能的培训,更注重在实际临床环境中展现六大核心胜任力,加强学习能力的培养,达到因材施教的学习效果。

根据仿真度与功能特性,可以将医学虚拟仿真分为四代。第一代虚拟仿真属于低技术含量的模拟器,采用实验室实景制作,再现实验对象、装置、仪器设备、方法技术和实验过程,如动物实验、问题式学习(problem-based learning,PBL)等。第二代虚拟仿真是基于医学模拟人的训练,包括医学模拟人、部分任务训练器等,如气管插管、心肺复苏。第三代虚拟仿真是指为了达到教学目的,根据危机事件发生发展的机制和防治关键,设置所需要的情景,进而在标准化病人(standardized patients,SP)或高仿真医学模拟人中,逼真重现危机事件的临床情景,提升角色救治和反馈评估的能力,发挥模拟者、考核者和指导者的作用,在提高医务人员的临床基本技能水平及医患沟通能力等方面有不可替代的作用,是临床技能虚拟仿真教学的重要手段。第四代虚拟仿真是通过虚拟现实(virtual reality,VR)的方式指导学习活动。虚拟现实作为一种新型的学习模式,它使人身临其境,处于沉浸式学习的氛围。虚拟现实目前已用于临床研究,在急诊室、烧伤中心等部门中的研究显示,虚拟现实可以减少患者的疼痛,改善其焦虑紧张程度,从而减少阿片类药物的使用。

危机是指当患者生命受到威胁时,在时间紧急和不确定性极高的情形下,必须对其做出关键性决策的事件。预防危机、应对危机、管理危机是临床医师必须了解和掌握的能力。危机资源管理(crisis resource management,CRM)主要源自航空业的驾驶舱资源管理。航空业通过运用标准化高仿真飞行模拟情景进行非技术性技能培训,如领导能力、资源利用、情境意识等,显著提高了飞行的安全性。某些医学领域与航空业高度相似,这些领域要求进行动态决策和团队管理,因此航空模拟对医学 CRM 的教学带来了深刻的启示。一些高风险、高敏感性的医学专业领域首先纳入 CRM 培训(如急救医学、手术室、产科、新生儿病房、重症监护、麻醉学等)。通过 CRM 培训,可以实现最优化利用所有可用资源(设备、操作和人员),从而促进患者安全。

基于虚拟仿真的 CRM 培训课程,大部分时间用于多种模拟人模拟训练和教学反馈。课程开始时,教授者向参与者介绍 CRM 的概念,并用视频的形式进行互动,强调"执行而不是执行者"的重要性。这使得参与者在以后单独行动前可以作为一个整体去实践、分析自己的表现。为了阐明这些概念,以肠梗阻并发感染性休克(详细案例设置请见第十八章)的情景运行为典型 CRM 课程范例进行介绍(图1)。

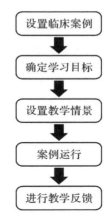

图1　情景运行流程

一、设置临床案例

[例1]　患者,男,58 岁,因"反复腹胀、排便排气停止"入院。

现病史:患者 1 年前因"反复腹胀、排便排气停止"入院……行全结肠切除术,术后恢复可。1d 前,患者无明显诱因下出现腹胀和恶心呕吐,呕吐物为胃内容物,伴有乏力……诊断为"肠梗阻"……今晨起患者腹胀腹痛明显……查体:神志淡漠,T 38.6℃,P 136 次/min,RR 35 次/min,BP 73/50mmHg,中腹压痛,距肛 7cm 可及吻合口。查腹部 CT 示:"结肠术后改变,腹腔积气积液,提示胃肠道穿孔"……急诊室给予去甲肾上腺素 2mg/h 持续泵注、比阿培南和左奥硝唑抗感染以及补液、抑酸等治疗。现诊断为"肠梗阻,肠穿孔"……

案例设置的情景为老年男性患者,因"反复腹胀、排便排气停止"入院,根据病情进展与腹部 CT 检查结果,初步诊断为"肠梗阻,肠穿孔",拟行急诊剖腹探查术。每一个案例均来自临床真实病例,根据教学主题与 CRM 学习目标进行修改,最终形成完善、标准、特定的 CRM 病例。

二、确定特定的学习目标

[例2]　教学目标:

1.正确识别肠梗阻并发感染性休克,掌握肠梗阻并发感染性休克的危机管理过程。

2.培养良好的急救意识、临床决策、任务管理以及团队协作能力,提高临床胜任力。

遵循"肠梗阻"这一模拟情景,确定特定的学习目标。

三、介绍背景知识

[例3] 肠梗阻……主要症状为腹部绞痛、腹胀、呕吐、停止排气排便。可根据腹部立位平片、腹部 CT 诊断。主要治疗方法为:①一般内科治疗……②内镜下置入肠道内支架或置入肠梗阻导管解除梗阻;③手术治疗……感染性休克是肠梗阻常见的并发症之一,其病情凶险、变化迅速,是典型的临床危机事件。

感染性休克……是脓毒症的一个亚群,指脓毒症患者在足够的液体复苏后,仍处于持续低血压状态,需要血管活性药物才能维持平均动脉压 ≥65mmHg,并且血乳酸水平＞2mmol/L。感染性休克的治疗主要包括:①病因治疗,去除感染来源……②液体复苏……③血管活性药物使用,维持 MAP ≥65mmHg……④血制品输注……⑤足量液体复苏和血管活性药物仍不能维持循环稳定者,推荐静脉使用糖皮质激素(氢化可的松)……

案例的顺利运行,需要提前对参与者进行背景知识介绍。根据案例主题与教学目标教授相关疾病的理论知识,包括疾病定义、临床表现、实验室检查、影像学检查、诊断及鉴别诊断、治疗原则与治疗方法、临床指南介绍等。

四、案例运行

[例4] 目标人员:外科住院医师、麻醉科专科医师、普外科专科医师、手术室护士及相关带教老师。

情景设定:手术室。

预计病例运行时间:15~20min。

引导性反馈时间:20min。

首先,设置教学情景,包括目标人员和情景设定两部分。目标人员即教学对象,不同人员在情景运行的不同阶段发挥着不同的作用,因此每位参与者都是必不可少的一员。本情景设置了内科医师、外科医师、专科医师和护士,说明本情景的运行需要在这四个岗位上工作的医生共同参与完成。情景设定即临床环境。CRM 需要详细了解特定的临床环境,熟悉关键设备的使用方法在危机环境(如手术室、急诊科和重症监护病房)中至关重要。环境的其他方面包括设备、药物和用品位于何处、谁可以用以及如何在需要时使用资源。案例运行总流程如图 2 所示。

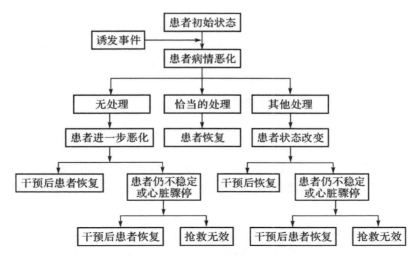

图 2 案例运行总流程

案例运行过程具体包括病例运行和引导性反馈两部分。

情景病例运行程序格式如表 1 所示。

表 1 情景病例运行程序格式

情景/时间	监护仪显示	患者状态 （模拟人）	学员的反应 和（或）干预	辅助情节 （线索/提示）
情景一 （初始情况）	BP 73/50 HR 135 ……	患者神志淡漠	检查…… 准备…… 核对…… 询问…… 治疗……	暂无
情景二 （梗阻加重）	……			

……

CRM 的培训内容主要包括团队管理、资源配置、环境意识和动态决策四大类,这四大类在案例运行过程中均能受到培训。团队管理是指确定领导者和追随者,分配角色和工作任务,团队之间相互协作并进行有效沟通。资源配置和环境意识即了解所处的环境,进行预期和做出规划,熟悉可以获得的工作人员、设备、知识并及早调动以发挥作用。动态决策贯穿于案例运行中,要求团队使用所有可用信息,即时评估情景并随之调整,在反复观察和反思中完成诊断或治疗。

[例5] 教学反馈

1.关键点:患者肠梗阻的诊断要点。

既往手术史、腹痛腹胀、呕吐、肛门停止排便排气等症状、体格检查发现、影像学等辅助检查。

2.关键点:患者病情进展的原因。

......

案例运行后,讲师协助小组进行反馈,反馈的内容将涉及所有参与者各自的角度。虽然大多数知识在基于虚拟仿真的 CRM 情景运行本身获得,但提高反思的能力是 CRM 培训目标的关键要素。每一场精彩的、成功的危机资源管理案例运行中,所有参与者都是最"专业的演员",在各自的岗位上发挥不可替代的作用,也是团队中不能缺少的一部分。

在医学院校中,虚拟仿真已应用于基础科学教育、体格检查、见习医生培训、临床技能培训等。医学生的理论知识授课中,常常将计算机模拟或高仿真的医学模拟人作为一种有效的教育方式或手段,用以教授基础科学内容。通过虚拟仿真培训,可以更有效地增加医学生的学习兴趣,促进其知识掌握,增强其自信等。而对医学生进行临床前培训时,还需要其掌握一定的体格检查和操作技能。虚拟仿真教学可以促进医学生在安全、可重复、稳定的环境中更加全面、标准地掌握操作要点,并拥有完善的反馈和评估体系,评价学习成效。在医学生临床见习期间,十分需要将理论知识、体格检查、技能操作等成功用于真实患者,虚拟仿真则加速了经验医学向临床实践的转化过程。基于虚拟仿真的培训,可增强医学生的情景意识,不断改善其操作水平,以及对手术相关技能的掌握等。相应地,专科医师将会更加愿意将一些临床操作如静脉穿刺、腰椎穿刺或中心静脉置管等有创操作交给经过虚拟仿真培训的临床见习医生。

从医学院校毕业后,医学生将进入临床环境,成为住院医师。临床工作日益繁忙、临床操作复杂性增加等原因,使得住院医师难以在有限的时间内快速、熟练地掌握或巩固医学知识与相应的临床技能。这些现状促进了以虚拟仿真为基础的教育方式在医学各专业中的应用。CRM 的虚拟仿真教学,通过模拟创造一种学习环境,综合运用多媒体、高仿真模型、角色扮演、实践操作等多种手段,将认知与实践、形象思维与抽象思维、教与学融合,是一种调动住院医师主观性、能动性和创造性的教学模式。通过 CRM 培训,可以增强团队协作能力,促进团队间的有效沟通,使住院医师获得快速、准确的决策能力。1999 年,美国 ACGME 定义了六大核心胜任力。随后,ACGME 要求各专科住院医师在其训练规划中必须纳入六大核心胜任力的培养。而基于虚拟仿真的 CRM 培训则是培养核心胜任力的最佳手段。

　　住院医师的下一阶段是专科医师,然而在医学教育领域,尤其是医学虚拟仿真方面的专科医师培训项目相对较少。医学虚拟仿真的专科培训模式,旨在促进专科医师对该领域专业知识的拓展和领导能力的提升,为参加者在这一领域提供更先进的职业生涯路径。目前,大多数的医学虚拟仿真专科医师培训主要面对刚刚完成住院医师培训的学员,他们在之前的学习阶段经历了虚拟仿真培训,但对于虚拟仿真教育的理论、风格、管理与科学原理知之甚少。一些机构选择将医学教育和虚拟仿真专科医师培训整合为统一的培训项目,在进行基础理论(如教学方法、能力评估、课程开发等)学习之外,接受医学虚拟仿真专业技能的培训,如增强技术的案例开发、情景设计、反馈策略等。

　　医学教育并不止步于住院医师/专科医师培训,而是一个终身学习的过程。每位医务人员都需要不断提升职业胜任力,以提供最佳医疗服务。医疗人员的正规训练结束并不意味着医学教育的终止,相反,他们常常需要在职业生涯中不断提高自身的业务能力,学习和更新理论知识、操作技能和团队合作技巧。然而,许多医学资格部门或专业委员会对临床医生提出了继续教育的要求,却很少关注继续教育是否真正提高了临床医师的专业水平,以虚拟仿真为基础的CRM培训更是稀少。在资源有限、经费有限、经验有限的情况下,如何对医务人员进行终身教育、不断提升临床能力,是相关人员需要考虑的问题。

　　医学教育可分为三个阶段,即医学院校、住院医师/专科医师培训、终身教育,虚拟仿真教学和评估已经大量用于这三阶段中。相对于其他教育模式,医学虚拟仿真教育在改变临床结果上的优越性不断突显,并得到了大量证据的支持。精心设计的虚拟仿真教学情景,可以提供多模式的学习经历,能带给学员新的挑战,这是传统教学方式所不能比拟的。我们相信,虚拟仿真教学能够在医学学科中起到越来越重要的拓展作用,惠及从医学生临床实习到住院医师、专科医师培训,乃至终身医学教育的全部过程中。

参考文献

[1]Levine A I,DeMaria Jr. S,Schwartz A D,等. 模拟医学[M]. 吕建平,主译. 北京:人民卫生出版社,2017.

[2]Singh H,Kalani M,Acosta-Torres S,et al. History of simulation in medicine:from Resusci Annie to the Ann Myers Medical Center[J]. Neurosurgery,2013,73(Suppl 1):9-14.

[3]薄禄龙,胡宝吉,孟岩,等. 危机资源管理模拟教学在麻醉住院医师培养中的应用[J]. 现代医药卫生,2017,33(23):3663-3665.

[4]Scalese R J,Obeso V T,Issenberg S B. Simulation technology for skills

training and competency assessment in medical education[J]. J Gen Intern Med,2008,23(Suppl 1):46-49.

[5]Lorello G R,Cook D A,Johnson R L,et al. Simulation-based training in anaesthesiology：a systematic review and meta-analysis[J]. Br J Anaesth, 2014,112(2):231-245.

[6]Okuda Y,Bryson E O,DeMaria Jr. S,et al. The utility of simulation in medical education：what is the evidence? [J]. Mt Sinai J Med, 2009, 76(4): 330-343.

[7]Sakakushev B E,Marinov B I,Stefanova P P,et al. Striving for better medical education：the simulation approach[J]. Folia Med (Plovdiv),2017,59 (2):123-131.

（叶慧、王海宏、方向明）

第二部分　虚拟仿真教学案例

第一章　急性呼吸衰竭

一、临床案例设置

姓名：HPS　　　　　性别：男

年龄：39 岁　　　　职业：职员

教育程度：大学　　　宗教信仰：无

情景设置：患者因"车祸外伤后腹痛 1h"入院，神志淡漠，血压（BP）70/50mmHg，心率（HR）121 次/min，呼吸急促，诊断为"脾破裂"，急诊全麻下行"脾切除术"。手术过程顺利，术后 1h 拔除气管导管并送返病房。患者麻醉复苏后，一直自述乏力，轻度胸闷。术后 8h，上述症状加重，伴气急及畏寒，体温（T）38.6℃，无咳痰、咯血、寒战、盗汗、心悸、胸痛等不适。

患者既往体质一般。13 年前诊断"重症肌无力"，后持续使用甲泼尼龙、来氟米特、他克莫司等细胞毒药物及溴吡斯的明，症状控制可。3d 前患者受凉后出现发热、咳嗽，就诊于当地医院，未予特殊检查，予头孢曲松抗感染治疗，并予沐舒坦、茶碱等药物治疗，症状无明显好转。

二、教学目标

1. 识别急性呼吸衰竭，掌握急性呼吸衰竭的危机管理。

2. 培养急救意识、临床决策、任务管理以及团队协作能力等，提高临床胜任力。

三、背景知识

呼吸衰竭（respiratory failure，RF）是指各种原因引起的肺通气和（或）换气功能严重障碍，导致低氧血症伴（或不伴）高碳酸血症，进而引起一系列病理生理改变和代谢障碍的临床综合征。其诊断为:排除心内解剖分流和原发性心排血量降低等因素,在海平面正常大气压下,静息状态下呼吸空气,动脉血氧分压(PaO_2)低于60mmHg伴(或不伴)二氧化碳分压($PaCO_2$)高于50mmHg。如$PaCO_2$不高于50mmHg,为Ⅰ型呼吸衰竭;如$PaCO_2$高于50mmHg,为Ⅱ型呼吸衰竭。

根据不同的原因,呼吸衰竭通常可分为通气功能障碍和换气功能障碍。通气功能障碍是指肺泡与外界进行气体交换的过程出现障碍,包括以"泵衰竭"(如中枢神经系统异常、运动神经病变、神经肌肉接头病变、胸廓及胸膜病变和呼吸肌疲劳等)为主要表现的限制性通气不足和以气道阻力增高[如慢性阻塞性肺疾病(chronic obstructive pulmonary disease,COPD)、哮喘发作等]为特点的阻塞性通气不足。换气功能障碍是指肺泡与肺毛细血管内气体交换出现障碍,包括各种原因所致的通气/血流比例失调(如肺气肿、肺不张、肺栓塞等)和气体弥散障碍[如急性呼吸窘迫综合征(acute respiratory distress syndrome,ARDS)、肺间质纤维化等]。肺通气功能障碍常引起氧分压下降和二氧化碳分压升高,易发生Ⅱ型呼吸衰竭。而肺换气功能障碍主要影响氧的交换,对二氧化碳分压影响较小,故易发生Ⅰ型呼吸衰竭。

1.临床表现

Ⅰ型呼吸衰竭多由肺换气功能障碍所致,主要表现为低氧血症;Ⅱ型呼吸衰竭多由肺通气功能障碍所致,主要表现为低氧血症和高碳酸血症。低氧血症可刺激颈动脉体化学感受器导致通气增加,表现为呼吸急促、呼吸深快,常常伴有过度通气;若低氧血症进一步加重,将出现全身或局部组织缺氧,如意识状态改变、诱发心肌缺血、局部发绀等。高碳酸血症可引起二氧化碳迅速弥散至脑脊液,导致脑脊液pH下降,抑制中枢神经系统,引起嗜睡、昏迷等表现。

2.治疗措施

急性呼吸衰竭的治疗原则为在保证气道通畅的基础上,尽快改善和纠正低氧血症、二氧化碳潴留、水电解质和酸碱平衡紊乱,同时治疗引起呼吸衰竭的原发病。

纠正低氧血症的主要措施是氧疗。患者的低氧血症多由通气/血流比例失调所致,一般吸入氧浓度(FiO_2)为24%～40%,而对于严重肺部疾病,如肺水肿、ARDS、严重大叶性肺炎以及存在右向左分流的疾病等导致的低氧血症,则需要较高的吸入氧浓度($FiO_2 \geqslant 50\%$)乃至纯氧吸入。

纠正高碳酸血症需要恢复正常的肺泡通气以保证通气功能,在纠正原发病之前,必要时采用呼吸机(图1-1)辅助通气以维持所需肺泡通气量。同时,需进行有效的气道管理,包括引流分泌物、刺激咳嗽、体位引流、叩背排痰、气管插管、气管切开等,来建立通畅的气道,作为维持肺泡通气的基础。

四、教学设置

目标人员:外科及内科住院医师、呼吸科专科医师、呼吸科专科护士以及相关带教老师。

情景设定:外科病房、重症监护病房等。

预计运行时间:15min。

引导反馈时间:15min。

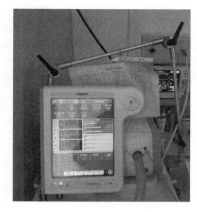

图 1-1　无创呼吸机

五、情景病例运行(表 1-1)

在情景病例运行中,不同的情景将显示患者不同的状态和生命体征等。其中,监护仪显示(模拟人生命体征):心电图,血压(BP,mmHg),心率(HR,次/min),呼吸频率(RR,次/min),血氧饱和度(SpO_2),体温(T,℃)等。

表 1-1　情景病例运行

情景/时间	监护仪显示	患者状态(模拟人)	学员的反应和(或)干预	辅助情节(线索/提示)
情景一(初始情况)	窦性心律 BP 143/74 HR 98 RR 28 SpO_2 93% T 38.4	患者神志清,精神可,术后卧床鼻导管吸氧,诉有气急、胸闷,偶有咳嗽,无明显咳痰,无胸痛、心悸	判断目前呼吸衰竭情况:意识正常,呼吸频率增快,鼻导管吸氧情况下 SpO_2 降低,说明目前呼吸功能受影响,是否已经达到呼吸衰竭尚不确定,应进行检查。①予加大鼻导管吸氧流量。②双肺听诊及进一步检查。③物理降温。④停用激素及免疫抑制剂治疗	听诊:双肺可闻及干湿啰音。如提出辅助检查,可提供数据。血气分析:pH 7.443,PaO_2 68mmHg,$PaCO_2$ 31mmHg,SpO_2 91.4%,HCO_3^- 22mmol/L;血常规:WBC 12.9×10^9/L,NE 89%,Hb 94g/L,PLT 138×10^9/L;肝肾功能、凝血功能正常。自身抗体:ANA 1∶40,余阴性。心电图:窦性心动过速。胸片:双肺广泛渗出影。超声心动图:各心腔大小、活动正常,LVEF 52%

续表

情景/时间	监护仪显示	患者状态（模拟人）	学员的反应和（或）干预	辅助情节（线索/提示）
情景二（病情加重）	窦性心动过速 BP 154/93 HR 108 RR 30 SpO$_2$ 89% （鼻导管吸氧4L/min） T 39.0	患者出现烦躁、焦虑，对答查体均合作，诉气急、胸闷加重，仍有少许咳嗽，无咳痰	判断是否存在呼吸衰竭、类型和原因。呼吸频率继续增快,血压升高、心率增快,症状较前加重,吸氧状态下 SpO$_2$ < 90%,提示呼吸衰竭。判断呼吸衰竭病因。①予加强吸氧:储氧面罩吸氧。②复查血气。③继续针对原发病进行治疗,包括抗生素治疗、化痰、退烧、维持水电解质酸碱平衡等。④呼吸内科专科会诊。与患者家属沟通病情,告病重	辅助检查:血气分析 pH 7.451,PaO$_2$ 58mmHg,PaCO$_2$ 36mmHg,SpO$_2$ 89.1%,HCO$_3^-$ 22mmol/L。判断病因:该患者存在重症肌无力(神经肌肉接头疾病——肺通气异常),肺炎(肺换气异常),需要根据血气结果进行分析:Ⅰ型呼吸衰竭,考虑为重症肺炎所致。家属已签署病重通知书
情景三（病情进一步加重）	窦性心动过速 BP 162/97 HR 110 RR 32 SpO$_2$ 92% （储氧面罩吸氧10L/min） T 38.3（药物退烧后）	患者嗜睡,可唤醒,对答不能,呼吸浅快	判断目前呼吸衰竭情况,意识不清,呼吸浅快,SpO$_2$ 尚可但病情加重。复查血气,根据血气结果分析:Ⅱ型呼吸衰竭。判断呼吸衰竭病因:重症肺炎引起呼吸衰竭后逐渐出现呼吸肌疲劳乏力,导致通气功能障碍,引起 CO$_2$ 潴留。应更换为呼吸机治疗,转 ICU 病房。因患者意识不佳,故应予气管插管、机械通气,维持潮气量约 500ml。与患者家属沟通病情,告病危	辅助检查:血气分析 pH 7.259,PaO$_2$ 61mmHg,PaCO$_2$ 60mmHg,SpO$_2$ 90.9%,HCO$_3^-$ 26mmol/L。家属已签署病危通知书

情景/ 时间	监护仪显示	患者状态 （模拟人）	学员的反应和 （或）干预	辅助情节 （线索/提示）
情景四 （病情 好转）	窦性心律 BP 109/78 HR 80 RR 24 SpO_2 96% （机械通气， 设置 f 12 次/min， IPAP $12cmH_2O$， EPAP $6cmH_2O$， FiO_2 40%， 实测 Vte 520ml） T 37.2	经有效呼吸支持及抗感染治疗后病情好转。患者苏醒，因气管插管而无法说话，动作查体可配合，胸闷、气急较前好转，苏醒后逐渐眼睑下垂	病情好转，可予择期拔管，改为无创呼吸机辅助呼吸（患者存在重症肌无力，因肺炎停用激素及免疫抑制剂治疗，目前应继续呼吸支持）。 复查血气分析。逐渐加用免疫抑制剂治疗及溴吡斯的明治疗，病情稳定后转普通病房或出院	辅助检查：血气分析 pH 7.365，PaO_2 86mmHg，$PaCO_2$ 42mmHg，SpO_2 96.0%，HCO_3^- 26mmol/L

六、教学反馈

1. 关键点：该患者发生急性呼吸衰竭的病因可能有哪些？

术后肺不张、重症肌无力加重、重症肺炎、合并肺栓塞、呼吸肌乏力等。

2. 关键点：该患者出现嗜睡的原因有哪些？

低氧血症、高碳酸血症均可引起该患者嗜睡，但高碳酸血症是主要原因。

3. 关键点：不同类型的呼吸衰竭的处理原则有何不同？

Ⅰ型呼吸衰竭以改善换气功能为主，主要处理措施为提高吸入氧浓度、减少肺泡渗出等。Ⅱ型呼吸衰竭以改善通气功能为主，主要处理措施为低浓度吸氧、通过无创或有创的方式进行辅助通气等。

4. 关键点：如何选用不同的吸氧设备？

对于低氧血症多可选择鼻导管吸氧（FiO_2 最高 40%～50%）、面罩吸氧（FiO_2 最高约 60%）或储氧面罩吸氧（FiO_2 最高约 90%），对于同时合并 CO_2 潴留可予无创呼吸机辅助通气或气管插管机械通气。

5. 关键点：无创呼吸机使用的禁忌证有什么？

意识不清（昏迷）、无法配合、面部创伤、咯血、误吸。

七、总结

急性呼吸衰竭是某些疾病导致的急性肺通气和(或)换气障碍,主要为低氧血症伴或不伴高碳酸血症,应在治疗原发疾病的同时给予呼吸支持。对于急性呼吸衰竭而言,最重要的是区分引起呼吸衰竭的原发因素,比如在本案例中,患者同时存在重症肌无力、肺炎、呼吸肌乏力等。如原发病未能解除,呼吸衰竭或难以治愈。学员应通过模拟教学,掌握呼吸衰竭的类型、诊断及相应的治疗方法。

附录:所需设备与药物等

设备	用药与输液
□病床	□亚胺培南西司他丁钠
□鼻导管	□利奈唑胺
□监护仪	□复方磺胺甲噁唑
□药品车	□生理盐水
□储氧面罩	□……
□吸引器	
□一般性防护设备	文档表格
□无创呼吸机	□患者信息卡(空白)
□呼吸机	□医嘱
□气管插管全套	□数据收集表格
□输液泵	□知情同意书
□……	
	可用的辅助检查
	□血气分析、血常规、肝肾功能等

参考文献

[1]葛均波,徐永健.内科学[M].8版.北京:人民卫生出版社,2013.

[2]Loscalzo J. Harrison's pulmonary and critical care medicine[M]. 北京:北京大学医学出版社, 2011:290-296.

(周凌霄、王亚、张浩)

第二章 大咯血

一、临床案例设置

姓名：HPS	性别：女
年龄：55岁	职业：农民
教育程度：小学	宗教信仰：无

情景设置：患者因"反复咳嗽咳痰30余年，再发伴加重1周"入院。患者30年前因受凉后出现咳嗽咳痰，为黄绿色脓痰，每日可有100～200ml，伴发热乏力，最高体温不详，无呼吸困难、胸闷胸痛及咯血等症状，至当地医院急诊，考虑"呼吸道感染"，予头孢类抗生素（具体不详）治疗后好转。30余年来，患者上述症状反复发作，每年发作1～2次，平时症状好转时也偶有咳嗽咳痰，以白色泡沫痰为主，不剧。1周前患者在受凉后再次出现咳嗽咳痰且明显加重，咳黄绿色脓痰，时伴少量血丝，体温最高38.5℃，伴畏寒，予头孢类抗生素（具体不详）治疗上述症状未见明显好转。

既往病史无殊，否认吸烟史，否认麻疹、百日咳等病史。

二、教学目标

1. 识别大咯血，掌握大咯血的危机管理。

2. 培养急救意识、临床决策、任务管理以及团队协作能力等，提高临床胜任力。

三、背景知识

咯血（hemoptysis）是指气管、支气管或肺组织出血，血液随咳嗽从口腔排出或痰中带血。

1. 常见病因

支气管肺部疾病（如支气管扩张症、支气管肺癌、肺结核、慢性阻塞性肺疾病、肺栓塞、肺炎等）、心血管疾病（如急性左心衰竭、原发性肺动脉高压、肺血管炎等）、血液系统疾病（如特发性血小板减少性紫癜、白血病、血友病等）、急性传染病（如流行性出血热、肺出血型钩端螺旋体病等）及风湿性疾病（如肉芽肿性血管炎、白塞病、系统性红斑狼疮等）等。

大咯血(大于500ml/d或一次咯血100ml以上)时常表现为咯出满口血液或短时间内咯血不止,可伴有呛咳、呼吸急促、窒息、休克等表现,病情通常为突然发生。大咯血多来源于畸形或被侵蚀的支气管动脉,其主要死亡原因为窒息,需要快速诊断和治疗。

2. 临床表现

(1)初期可表现为咳嗽咳痰加剧,胸闷,大汗淋漓,部分患者可有痰中带血。

(2)患者突然出现咯血伴咳嗽,清醒患者可出现呼吸急促、呼吸困难、血氧饱和度一过性下降。

(3)发生窒息时可出现明显呼吸困难、急促、发绀、烦躁不安、咳嗽无力等,甚至出现呼吸停止、意识障碍、肌肉强直、抽搐及牙关紧闭,血氧饱和度低至80%以下。

(4)咯血量大造成失血性休克情况虽少,但突发大量咯血时患者可出现烦躁不安、面色及皮肤苍白、心率加快、脉搏细速、血压骤降及尿量减少等休克症状,需及时纠正。

3. 治疗措施

一旦发生大咯血,应保持呼吸道通畅,维持生命体征,并及时采取下列治疗措施:

(1)出现大咯血但无明显窒息情况发生时,需结合患者病史以及体格检查结果评估出血部位,判断可能病因,保持患侧卧位(图2-1),避免窒息情况发生。床旁配备吸引器及急救设备,并根据病因治疗原发病。

(2)快速建立静脉通路,静脉给予垂体后叶素治疗。参考剂量为5～10U加入5%葡萄糖注射液20～40ml中,约15min静脉推注完毕;继而10～20U加入生理盐水或5%葡萄糖注射液500ml中静脉滴注[滴速0.1U/(kg·h)]。出血停止后,应继续使用2～3d以巩固疗效。同时可用酚妥拉明10～20mg加入5%葡萄糖注射液500ml中静滴止血。

(3)必要时可加用止血药物,如血凝酶、氨甲环酸、卡络磺钠等。

(4)吸氧,纠正缺氧状态,维持生命体征,进行补液输血等抗休克治疗。

(5)如出现大咯血所致窒息情况,此时情况危急,应立即采取体位引流,用压舌板或手指抠出血块,并刺激咽后壁,保持头低脚高位置(图2-2),叩背协助血块咳出。体位引流不成功者立刻予吸引器(图2-3)吸引血块,如患者窒息情况仍不缓解,出现呼吸停止等,需尽快予气管插管或气管切开,维持气道通畅。

(6)立即请麻醉科(气管插管或气管切开)及重症监护室、呼吸科(纤维支气管镜)、介入科(支气管动脉栓塞术)、胸外科(手术切除)会诊,有无相关操作及手术指征。

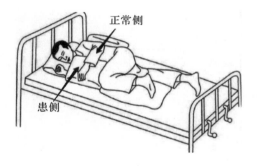

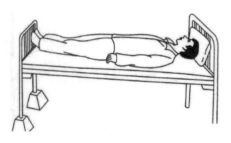

图 2-1 患侧卧位   图 2-2 头低脚高

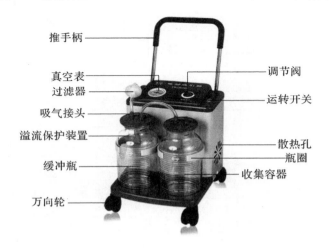

图 2-3 吸引器

(7)应用抗生素预防感染、维持生命体征平稳、静脉营养支持等治疗。

急诊非创伤性咯血常规处理流程如图 2-4 所示。

四、教学设置

目标人员:外科及内科住院医师、麻醉科专科医师、介入科专科医师、胸外科专科医师、呼吸科专科医师以及相关带教老师。

情景设定:病房床边。

预计病例运行时间:15~20min。

引导性反馈时间:20min。

五、情景病例运行(表 2-1)

监测显示(模拟人生命体征):心电图,血压(BP,mmHg),心率(HR,次/min),呼吸频率(RR,次/min),血氧饱和度(SpO_2),体温(T,℃)。

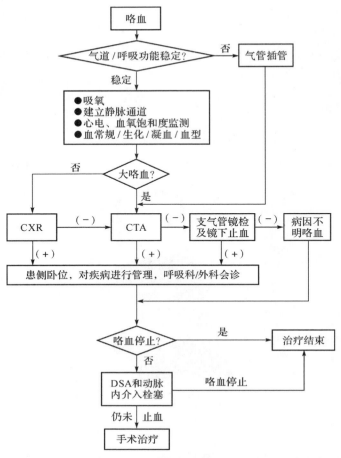

CTA：CT血管成像；DSA：数字减影血管造影；CXR：胸部X线

图 2-4　急诊非创伤性咯血常规处理流程

表 2-1　情景病例运行

情景/时间	监护仪显示	患者状态（模拟人）	学员的反应和（或）干预	辅助情节（线索/提示）
情景一（初始情况）	BP 132/88 HR 88 RR 18 SpO₂ 98％ T 38.5	患者神志清，贫血貌，平卧，诉稍感胸闷，伴咳嗽咳痰	关注患者生命体征，完善肺部及心脏体格检查。予患者鼻导管吸氧，心电监护。消炎痛栓塞肛降温	体格检查：左下肺呼吸音稍低，可闻及少量湿啰音。心脏、腹部查体无殊

情景/时间	监护仪显示	患者状态（模拟人）	学员的反应和（或）干预	辅助情节（线索/提示）
情景二（患者咯血）	BP 150/90 HR 112 RR 22 SpO_2 92％ T 38.3	患者10min后咳嗽不止,共咳出鲜血约200ml,呼吸急促伴大汗淋漓。神志清,稍有烦躁,贫血貌,呼吸加快	密切关注患者生命体征,继续完善肺部体格检查,评估出血部位。 嘱患者患侧卧位,床边配备吸引器及抢救车,开放静脉通路输液,予急查血常规、凝血功能、血型等。5U垂体后叶素＋5％葡萄糖注射液20ml,约15min静脉推注完毕,静脉0.1U/(kg·h)维持。 安抚患者,告知患者家属病情变化,告病重,以及签署抢救、输血等知情同意书	体格检查:左下肺呼吸音低。心脏、腹部查体无殊。 患者咯血前 Hb 110g/L,咯血后 Hb 95g/L,A型血,凝血功能未见明显异常。 家属已签署知情同意书
情景三（突发窒息）	BP 98/62 HR 129 RR 5 SpO_2 80％ T 37.5	患者间断咯血,约半小时后突发窒息,明显张口呼吸,吸气性呼吸困难,烦躁不安,随后出现呼之无反应,口唇明显发绀	及时发现病情变化。评估咯血量及肺部体征。 予体位引流及吸引器吸出血块。加快输液,继续维持垂体后叶素,加用酚妥拉明20mg＋5％葡萄糖注射液500ml静滴、血凝酶2U静推,卡络磺钠80mg/100ml静滴,备血。急诊查血气分析,复查血常规。通知麻醉科医师。 与患者家属沟通,告知病情变化	体格检查:肺部可闻及局限性哮鸣音。心脏、腹部查体无殊。 患者血红蛋白持续下降至85g/L。已备血。 麻醉科医师已到达现场

续表

情景/时间	监护仪显示	患者状态（模拟人）	学员的反应和（或）干预	辅助情节（线索/提示）
情景四（窒息处理）	BP 92/61 HR 130 RR 5 SpO$_2$ 75% T 37.7	体位引流及吸引器吸出血块效果欠佳，患者仍有吸气性呼吸困难，烦躁不安，神志不清，口唇明显发绀	继续予患者止血药物、输液维持，麻醉科予患者气管插管，辅助通气。请介入科、胸外科医师会诊，指导后续治疗，并与家属充分沟通	患者气管插管后呼吸功能逐渐稳定。神志恢复，生命体征逐渐好转。但患者仍有持续性咯血。经介入科医师评估，与家属沟通后拟进一步行支气管动脉栓塞术，签署手术知情同意书
情景五（病情稳定）	BP 110/70 HR 102 RR 18 SpO$_2$ 95% T 37.7	患者气管插管下辅助通气。立即转入介入科行支气管动脉栓塞术	心电监护、辅助通气下转运。注意转运安全。分析患者咯血原因	分析原因：结合患者病史，考虑患者支气管扩张咯血可能性大，同时不能排除结核、肺癌等常见咯血原因

六、教学反馈

1. 关键点：临床上患者出现咯血症状时最需警惕什么？

最需警惕出现窒息情况，尽早识别窒息并及时抢救，对改善预后有重大意义。

2. 关键点：患者出现大咯血窒息时可以使用哪些方式缓解呼吸道梗阻情况？

可使用吸引器吸引血块，如无吸引器，可用压舌板或手抠出血块或刺激咽后壁；如果仍然无效，有条件的可行气管插管、气管切开或纤维支气管镜直接吸引，无条件的可行环甲膜穿刺。

3. 关键点：患者出现突发大咯血时医护人员应如何团队协作？

医生需对患者进行充分评估，评估患者疾病情况，组织整个团队进行积极抢救，包括患者病情整合、决定当前用药及治疗方案、积极与相关科室联系并探讨后续治疗方案、与家属充分沟通告知病情以及后续治疗方向、完善病情以及抢救经过的记录等，同时与护士合作，包括生命体征的维持、静脉通路的开放等，遇到困难时需注重相互沟通等。

七、总结

此病例系一位支气管扩张引起大咯血的患者。期望学员能识别咯血时的潜在危机,并及时采取干预措施,包括监测生命体征、开放静脉通路、应用止血药物,并在出现窒息情况时及时抢救。患者出现咯血和(或)窒息后,应积极抢救,可通过与麻醉科、介入科、外科医师、护理人员等的充分沟通和良好团队协作,针对大咯血及窒息做出合理决策。

附录:所需设备与药物等

设备	用药与输液
□监护仪	□乳酸林格氏液
□吸引器	□5％葡萄糖注射液
□呼吸机	□生理盐水
□抢救车	□垂体后叶素、酚妥拉明、血凝酶、氨甲环酸、卡络磺钠等
□纤维支气管镜	□备齐气管插管/切开所需药物
□……	□急救药物(标签)
	□输血
	□……
	文档表格
	□患者信息卡(空白)
	□医嘱
	□数据收集表格
	□知情同意书
	可用的辅助检查
	□血常规、电解质、血气分析等

参考文献

[1]赵久良,冯云路.协和内科住院医师手册[M].2版.北京:中国协和医科大学出版社,2014.

[2]成人支气管扩张症诊治专家共识编写组.成人支气管扩张症诊治专家共识[J].中华结核与呼吸杂志,2012,35(7):485-492.

[3]非创伤性出血急诊处理专家组.非创伤性出血的急诊处理专家共识/意见[J].中华急诊医学杂志,2017,26(8):850-856.

［4］Ittrich H，Klose H，Adam G. Radiologic management of haemoptysis：diagnostic and interventional bronchial arterial embolisation［J］. Rofo，2014，187（4）：248-259.

（石楠、王妍、张浩）

第三章 围术期急性冠脉综合征

一、临床案例设置

姓名：HPS   性别：男

年龄：69 岁   职业：退休职员

教育程度：初中   宗教信仰：无

情景设置：患者因"持续右上腹绞痛 2 周"入院，行腔镜下胆囊切除术，术后安返病房，患者静脉自控镇痛（PCIA），疼痛评分 3～4 分。手术次日凌晨患者休息时出现心前区压榨样疼痛，放射至左颈部及左手。疼痛持续不能缓解，伴大汗淋漓，恶心呕吐一次，呕吐物为胃内容物，无黑蒙晕厥。急查心电图提示"窦性心律，心率 48 次/min，Ⅱ度Ⅱ型房室传导阻滞，Ⅱ、Ⅲ、aVF 导联 ST 段抬高"。

患者既往有高血压 20 年，糖尿病 5 年，吸烟 30 年，饮酒 30 年。有胸闷胸痛病史 5 年，2 年前行冠脉造影术，提示"左冠状动脉：左主干未见明显狭窄，前降支近中段 80%～90% 狭窄，回旋支中段 50% 狭窄，远端 60% 狭窄。右冠状动脉 70% 狭窄"，于前降支植入药物支架 1 枚，其余血管用药物治疗，术后胸闷胸痛症状未再发，长期服用阿司匹林、波立维、阿托伐他汀等药物。1 周前因拟行手术治疗，停用阿司匹林、波立维，未予其他药物替代。

二、教学目标

1. 识别急性冠脉综合征，掌握急性冠脉综合征的危机管理。

2. 培养急救意识、临床决策、任务管理以及团队协作能力等，提高临床胜任力。

三、背景知识

急性冠脉综合征（acute coronary syndrome，ACS）是指冠状动脉内不稳定的粥样斑块破裂或糜烂引起血栓形成所导致的心脏急性缺血综合征，包括 ST 段抬高型心肌梗死（ST segment elevation myocardial infarction，STEMI）、非 ST 段抬高型心肌梗死（non-ST segment elevation myocardial infarction，NSTEMI）、不稳定心绞痛（unstable angina，UA）和猝死（sudden death，SD）。

1.病因

ACS 是一组急性心肌缺血引起的临床综合征,其主要病理生理基础系动脉粥样硬化不稳定斑块破裂或糜烂导致冠状动脉内血栓形成。血小板激活是其中的一个重要环节。

2.临床表现和诊断

ACS 的主要症状表现为胸痛。UA 胸部不适的性质与典型心绞痛相似,但通常程度更重,持续时间更长(可达数十分钟),休息时也可发生。急性心肌梗死较 UA 的胸痛程度更为剧烈,持续时间可达数小时甚至数天。诊断首选高敏肌钙蛋白(hypersensitive troponin, hs-cTn)检测,如结果未见增高(阴性),应间隔 1~2h 再次采血检测,并与首次结果比较,若结果增高超过 30%,应考虑急性心肌损伤的诊断。若初始两次检测结果仍不能明确诊断而临床症状提示 ACS 可能,则在 3~6h 后重复检查。

心电图诊断:STEMI 患者心电图通常可见:至少两个相邻导联 J 点后新出现 ST 段弓背向上抬高伴或不伴病理性 Q 波、R 波降低;新出现的完全性左束支传导阻滞,完全性右束支传导阻滞(2017 年欧洲心血管指南);超急性期 T 波改变。

鉴别诊断:胸痛应当与主动脉夹层、急性肺栓塞、急性心脏压塞、张力性气胸、食管破裂等危急重症相鉴别,有重点的体格检查(包括四肢血压、胸部查体)和床边胸片都十分必要。

3.治疗措施

胸痛患者一旦考虑心肌缺血或梗死,应在尽可能短的时间内实施如图 3-1 所示措施,做出初步诊断并给予相应治疗。

若患者出现心脏骤停或血流动力学不稳定等危急情况,应立即行心肺复苏或血流动力学支持。常规处理包括心电监护、吸氧、开放静脉通道,查血生化、心功能标记物(BNP 或 NT-proBNP)、D-二聚体及凝血功能、肝肾功能等。

四、教学设置

目标人员:外科及内科住院医师、心内科专科医师、麻醉科专科医师、外科专科护士以及相关带教老师。

情景设定:外科病房。

预计病例运行时间:25min。

引导性反馈时间:25min。

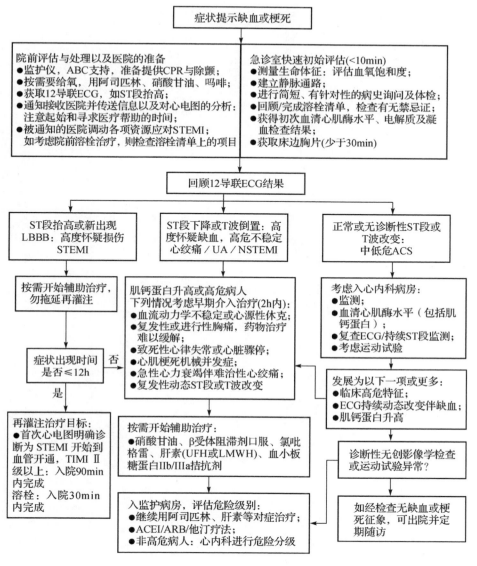

图 3-1　ACS 急诊处理流程

五、情景病例运行(表 3-1)

监测显示(模拟人生命体征):心电图,血压(BP,mmHg),心率(HR, 次/min),呼吸频率(RR,次/min),血氧饱和度(SpO_2),体温(T,℃)。

表 3-1　情景病例运行

情景/时间	监护仪显示	患者状态（模拟人）	学员的反应和（或）干预	辅助情节（线索/提示）
情景一（病区）	BP 98/55 HR 48 RR 22 SpO$_2$ 94% T 36.7	患者神志清,心跳呼吸急促。诉心前区压榨样疼痛,伴恶心	连接心电监护仪,对患者行重点体格检查并询问病史	病史提供:患者胆囊切除术后 14h,休息时出现心前区压榨样疼痛,放射至左颈部及左手,持续不能缓解,伴大汗淋漓,恶心呕吐一次,为胃内容物
情景二（病区）	BP 90/50 HR 48 SpO$_2$ 94% T 36.6	患者神志清,呼吸急促。诉心前区压榨样疼痛,不能缓解	予吸氧,开放静脉通路。连接 12 导联心电图。予阿司匹林、替格瑞洛嚼服,吗啡肌注。 查血生化、血常规、凝血功能、心肌酶谱、NT-proBNP,交叉配血送检。 与家属沟通病情,告病危	辅助检查:12 导联心电图提示 Ⅱ、Ⅲ、aVF 导联 ST 段抬高,V$_3$R-V$_5$R ST 段弓背向上抬高。检验报告未回。家属已签署病危通知单
情景三（病区）	BP 85/42 HR 50 SpO$_2$ 93% T 36.4	患者神志清,呼吸急促。诉胸痛持续,不能缓解	联系急诊 PCI,完成 PCI 术前谈话	已联系急诊 PCI。已完成术前谈话,家属已签署 PCI 知情同意书
情景四（病区）	BP 测不到 HR 按压波 RR 0 SpO$_2$ 测不到 T 36.7	患者意识模糊,血压进行性下降,最后心脏骤停	启动 ACLS 流程评估意识,启动应急反应系统,准备除颤仪,评估颈动脉搏动及呼吸。准备硬质平面,开始 CPR,除颤仪就位后评估心电图。予 200J 非同步电除颤。5 个 CPR 循环后评估心电图、颈动脉搏动和呼吸。再次评估为室颤,予 200J 非同步电除颤,给予肾上腺素 1mg 快速静推,继续 5 个 CPR 循环,评估心电图及颈动脉搏动和呼吸	体格检查:呼之不应,无呼吸,颈动脉搏动难以触及。 第一次除颤前:心电监护呈室颤,无呼吸,颈动脉搏动难以触及。 第二次除颤前:心电监护仍为室颤,无呼吸,颈动脉搏动未触及。 两次除颤后,心电监护提示恢复窦性心律

情景/时间	监护仪显示	患者状态（模拟人）	学员的反应和（或）干预	辅助情节（线索/提示）
情景五（病区）	BP 92/60 HR 61 RR 19 SpO$_2$ 95% T 36.1	患者意识转清，心跳呼吸恢复，血压和氧饱和度恢复正常	评估 ABCDE：氧饱和度、血压、意识。 继续予吸氧，心电监护。 联系导管室，马上行急诊 PCI	心脏骤停复苏后注意观察、治疗

六、教学反馈

1. 关键点：急性胸痛需要鉴别的高风险疾病。

ACS、肺栓塞、动脉夹层、气胸、心包填塞。

2. 关键点：急诊胸痛患者的常规处理措施。

iv-O$_2$-monitor（开放静脉通路-氧气-心电监护），ABC（气道-呼吸-循环）支持与生命体征监测，12 或 18 导联心电图，询问病史，监测动脉血气，做血常规、电解质、凝血功能及心肌酶谱，床边胸片。

3. 关键点：STEMI 的常规处理和用药。

氧气（95% 以下的氧饱和度时考虑）、阿司匹林与波立维、硝酸甘油、β 受体阻滞剂、吗啡。

4. 关键点：STEMI 治疗目标。

尽快恢复再灌注（PCI 或溶栓），球囊扩张在入院 90min 内完成，溶栓在入院 30min 内完成。

5. 关键点：心脏骤停后的处理措施。

按 ACLS 流程。

6. 关键点：复苏后管理。

关注通气和氧合情况（SpO$_2$＞94%，呼吸未恢复者按 5～6s 通气一次，必要时气管插管）；低血压治疗（SBP＜90mmHg），先给予 1～2L 生理盐水或乳酸林格氏液，必要时肾上腺素或多巴胺静滴；意识状态［昏迷患者使用目标体温管理（targeted temperature management，TTM），32～36℃持续至少 4h］；病史采集和 12 导联心电图评估有无 STEMI 或心肌缺血，并送往导管室 PCI。

七、总结

此病例为一位既往"冠心病"患者，行非心脏手术，术后发生 STEMI，其间出现心脏骤停。期望学员能快速鉴别胸痛并采取正确的急救干预措施。ACS

的救治需要多学科医务人员协作,科学、规范的院前急救和急诊科处理尤为重要。

附录:所需设备与药物等

设备	用药与输液
□监护仪	□生理盐水或乳酸林格氏液
□药品车	□肾上腺素
□除颤仪	□阿司匹林、氯吡格雷或替格瑞洛、他汀类药物、吗啡、硝酸甘油
□吸氧设备	
□气管插管全套	□……
□12 导联心电图仪	
□……	文档表格
	□患者信息卡(空白)
	□医嘱
	□数据收集表格
	□急诊 PCI 知情同意书
	可用的辅助检查
	□心电图等

参考文献

[1]中国医师协会急诊医师分会.急性冠脉综合征急诊快速诊疗指南[J].中华急诊医学杂志,2016,25(4):397-404.

[2]Ibanez B,James S,Agewall S,et al. 2017 ESC Guidelines for the management of acute myocardial infarction in patients presenting with ST-segment elevation[J]. European Heart Journal,2018,39(2):119-177.

(李亚、黄嚣)

第四章 急性肝功能衰竭肝性脑病

一、临床案例设置

姓名：HPS　　　　　　性别：女

年龄：54 岁　　　　　　职业：自由职业者

教育程度：初中　　　　宗教信仰：无

情景设置：患者 3 个月前确诊为"进展期胃癌"，已行新辅助化疗 3 次，拟限期手术。3 周前末次化疗结束后，患者出现四肢乏力，伴有咳嗽咳痰、食欲减退，无发热畏寒，无恶心呕吐，无胸闷气急等不适，出院后随即至当地社区医院就诊，查血常规示："白细胞 2.4×10^9/L"，查血生化示："谷丙转氨酶（ALT）135 U/L，谷草转氨酶（AST）214U/L，胆红素正常"，未予治疗。为行进一步治疗，收住我院。入院查体：患者轻度嗜睡状态，呼之可应，对答尚切题，皮肤巩膜黄染。入院第二天，患者意识障碍加重，无牙关紧闭，无大小便失禁，无四肢抽搐等。血生化结果提示："ALT 8935U/L，AST 21134U/L，谷氨酰转肽酶（GT）117U/L，总胆红素 65.8μmol/L，直接胆红素 46.9μmol/L，间接胆红素 18.90 μmol/L，乳酸脱氢酶 15719U/L，超敏 C-反应蛋白 35.1mg/L"；查颅脑 CT 平扫示："未见明显异常"。请肝病感染内科会诊示："急性肝功能衰竭，肝性脑病，建议查乙肝病毒复制情况，给予抗病毒、护肝等对症治疗，并建议转 ICU。"

既往乙肝病毒携带史 10 年，未规范抗病毒治疗；3 次化疗前后查肝功能均轻度异常，予保肝、降酶处理后有改善，未行抗病毒治疗。

二、教学目标

1. 识别急性肝功能衰竭肝性脑病，掌握急性肝功能衰竭肝性脑病的危机管理。

2. 培养急救意识、临床决策、任务管理以及团队协作能力等，提高临床胜任力。

三、背景知识

肝功能衰竭（hepatic failure，HF）是由病毒、药物、中毒、感染、缺血或其他原因引起肝细胞严重损害，导致肝脏合成、解毒及生物转化等功能发生严重障碍,大量内源性毒素和炎症介质持续释放和蓄积,出现以黄疸、凝血功能障碍、肝性脑病、腹水等为主要表现的临床综合征。

急性肝功能衰竭的诊断标准如下:急性起病,2周内出现Ⅱ度及以上肝性脑病(按Ⅳ度分类法划分)并有以下表现者:①极度乏力,有明显厌食、腹胀、恶心、呕吐等严重消化道症状;②短期内黄疸进行性加深;③出血倾向明显,血浆凝血酶原活动度(plasma prothrombin activity,PTA)≤40%,或国际标准化比值(international normalized ratio,INR)≥1.5,且排除其他原因;④肝脏进行性缩小。

肝性脑病(hepatic encephalopathy,HE)是由严重肝病或门-体分流引起的、以代谢紊乱为基础、中枢神经系统功能失调为特征的综合征,主要表现为高级神经中枢功能紊乱(如性格改变、智力下降、行为异常、意识障碍等)以及运动和反射异常(如扑翼样震颤、肌阵挛、反射亢进和病理反射出现等)。其临床表现可分为5度。Ⅰ度:患者表情欣快、多语或淡漠、嗜睡,行为出现异常,如随地大小便,脑电图多无异常。Ⅱ度:上述症状加重,意识模糊,出现脑电图异常,不能完成简单的计算,出现明显扑翼样震颤、踝阵挛阳性。Ⅲ度:患者易昏睡,但仍可叫醒,脑电图异常,精神错乱或躁动不安,计算能力与定向能力差,扑翼样震颤仍存在,肝臭加重,病理征可引出。Ⅳ度:浅昏迷,脑电图明显异常,不能回答问题,扑翼样震颤消失,但压眶反射出现,并可出现抽搐,常伴有少尿及氮质血症,易并发支气管肺炎和脓毒症。Ⅴ度:深昏迷,对外界刺激无反应,压眶反射及其他深浅反射消失。

(一)肝功能衰竭的治疗

1.内科综合治疗

(1)一般支持治疗:①卧床休息,减少体力消耗,减轻肝负担;②肠内营养,包括高碳水化合物、低脂、适量蛋白饮食,提供每千克体重35~40kcal总热量,肝性脑病患者需限制经肠道摄入蛋白,进食不足者,每日静脉补给足够的热量、液体和维生素;③积极纠正低蛋白血症,补充白蛋白或新鲜血浆,并酌情补充凝血因子;④注意纠正水电解质及酸碱代谢紊乱。

(2)病因治疗:①病毒性肝炎给予规范抗病毒治疗;②药物性肝衰竭应停用所有可疑的药物,可给予N-乙酰半胱氨酸。

(3)防治脑水肿、肝性脑病、顽固性腹水、出血、细菌或真菌感染、肝肾综合征、肝肺综合征等并发症。

2.人工肝支持系统(artificial liver support system,ALSS)治疗。

3.肝移植。

（二）肝性脑病的治疗

1.去除诱因,如严重感染、出血及电解质紊乱等。

2.限制蛋白饮食。

3.应用乳果糖或拉克替醇,口服或高位灌肠,可酸化肠道,促进氨的排出,调节微生态,减少肠源性毒素吸收。

4.视患者的电解质和酸碱平衡情况酌情选用精氨酸、鸟氨酸-门冬氨酸等降氨药物。

5.对慢性肝衰竭或慢加急性肝衰竭患者可酌情使用支链氨基酸或支链氨基酸与精氨酸混合制剂以纠正氨基酸失衡。

6.对Ⅲ度以上肝性脑病建议气管插管。

7.ALSS治疗。

8.肝移植。

图4-1是利用李氏人工肝支持系统救治肝衰竭患者的情景。

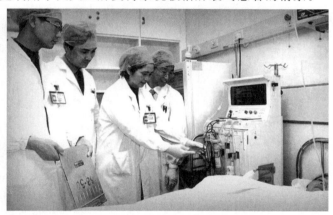

图4-1　浙江大学李兰娟院士使用自主研发的李氏人工肝支持系统救治肝衰竭患者

四、教学设置

目标人员:内科和外科住院医师,感染科专科医师、护士以及相关带教老师。

情景设定:外科病房、ICU、人工肝治疗中心。

预计病例运行时间:20min。

引导性反馈时间:20min。

五、情景病例运行(表4-1)

监测显示(模拟人生命体征):心电图,血压(BP,mmHg),心率(HR,次/min),呼吸频率(RR,次/min),血氧饱和度(SpO_2),体温(T,℃)。

表 4-1　情景病例运行

情景/时间	监护仪显示	患者状态（模拟人）	学员的反应和（或）干预	辅助情节（线索/提示）
情景一（外科病房）	BP 102/58 HR 110 RR 27 SpO$_2$ 96％ T 36.5	患者嗜睡状态	对患者行重点体格检查，向家属询问病史	体格检查：嗜睡，疼痛刺激后睁眼，皮肤巩膜黄染，颈抵抗阴性，双侧瞳孔 5mm，对光反射存在，双侧鼻唇沟对称，伸舌居中。心肺听诊无殊，腹软，无压痛反跳痛，移动性浊音不配合，极度乏力，肌力不配合，可及肌肉收缩，双侧巴氏征阴性。扑翼样震颤无法配合。 病史提供：既往乙肝病毒携带史 10 年，未行规范抗病毒治疗，3 次化疗前后查肝功能均轻度异常，予保肝、降酶处理，未行抗病毒治疗。3 周前化疗后出现四肢乏力，2d 前开始夜间烦躁，白天嗜睡
情景二（ICU：患者病情变化）	BP 94/64 HR 104 RR 18 SpO$_2$ 75％ T 36.5	患者转入 ICU。嗜睡状态	开放静脉通路。 查血常规、粪常规、尿常规、肝肾功能、电解质、心肌酶谱、肌钙蛋白 I、血气、凝血功能、血型、交叉配血、血氨、术前四项、肿瘤标志物、HBV-DNA 送检。 与家属沟通病情，告病危。 予气管插管，留置胃管，5％葡萄糖氯化钠注射液 250ml 鼻饲，加用乳果糖 45ml 鼻饲，恩替卡韦片 0.5mg 鼻饲抗病毒治疗	辅助检查：血常规，WBC 6.1×10^9/L，RBC 3.51×10^{12}/L，Hb 108g/L，NE 75.8％；超敏 C-反应蛋白：17.2mg/L；血生化：ALT 3465U/L，AST 5651 U/L，总蛋白 47.1g/L，白蛋白 29.1g/L，总胆红素 390μmol/L，直接胆红素 206μmol/L；凝血功能：PT 33.9s，APTT 58s，INR 3.44，FG 1.78g/L；血氨：280μmol/L；HBV-DNA：4.5×10^8 U/ml。 家属已签署病危通知单

情景/时间	监护仪显示	患者状态（模拟人）	学员的反应和（或）干预	辅助情节（线索/提示）
情景三（ICU：患者病情暂时稳定）	BP 92/58 HR 112 RR 21 SpO$_2$ 98% T 36.9	患者嗜睡状态。气管插管，辅助通气。已留置胃管，胃管内抽出暗褐色清液，有疑似血凝块状固体	暂停鼻饲，胃液潜血检查，复查血常规。泮托拉唑针 40mg bid 静滴抑酸。向家属交代病情：患者暴发肝功能衰竭，凝血功能障碍，血小板低，现患者有消化道出血，有进一步出血可能；可能出现多脏器功能衰竭、严重继发感染、肿瘤全身转移等。与家属沟通病情，签署人工肝治疗知情同意书	辅助检查：胃液潜血＋＋＋。家属已签署人工肝治疗知情同意书
情景四：（人工肝治疗中心：患者病情改善）	BP 94/60 HR 114 RR 20 SpO$_2$ 98% T 37.1	患者转入人工肝治疗中心。患者嗜睡状态，气管插管、辅助通气中	予人工肝治疗	两次共置换新鲜血浆 4000ml，术后复查肝功能、凝血指标有所改善

六、教学反馈

1.关键点：急性肝功能衰竭患者的病史采集要点。

既往肝病史；对可能暴露于各种病毒感染、毒素、药物等危险因素的相关病史进行回顾。

2.关键点：肝性脑病的体格检查。

对其意识状态进行仔细评估（GCS 评分）、神经系统体格检查的阳性发现、对肝病相关阳性体征的发现。

3.关键点：急性肝功能衰竭的预后判断。

性别、年龄、肝功能衰竭的病因、入院时精神状态、疾病进展期肝性脑病的程度、凝血酶原时间、INR、凝血因子Ⅴ水平、肾功能、胆红素水平，入院时脑病的级别（Ⅲ级或Ⅳ级）是不良预后的独立预测因素。

4.关键点:诊治过程中的沟通。

包括与家属的沟通、整个团队中不同科室医师之间的沟通、医护之间的沟通。对于坏消息的告知尤为重要。

5.关键点:怎么减少潜在风险?

急性肝功能衰竭所致的肝性脑病往往诱因不明显,发病后很快昏迷甚至死亡。急性肝衰竭患者,一旦出现严重脑病,存活率非常低。应尽早联系移植中心,进行配型和移植。人工肝支持系统可在其中起到"桥梁作用",为等待肝移植手术的患者提供更多的生存机会。

七、总结

此病例是一位进展期胃癌患者行多次新辅助化疗后出现急性肝功能衰竭、肝性脑病,进而需要紧急救治、进行 ALSS 治疗并等待肝移植的临床情景。急性肝功能衰竭病情发展迅速,可出现多器官功能障碍并伴各器官系统的并发症,因此要求医生对病情危急的病例迅速作出准确判断与干预;急性肝功能衰竭的治疗是一个综合性的治疗过程,需要多学科协作诊治,强调不同科室医师之间的良好沟通和配合。

附录:所需设备与药物等

设备	用药与输液
□监护仪	□5%葡萄糖氯化钠注射液
□药品车	□乳果糖或拉克替醇
□吸氧设备	□泮托拉唑针
□气管插管全套	□恩替卡韦片
□胃管	□……
□……	
	文档表格
	□患者信息卡(空白)
	□医嘱单
	□数据收集表格
	□知情同意书
	可用的辅助检查
	□血常规、粪常规、尿常规、血生化、凝血谱、HBV-DNA、血型、交叉配血、血氨、胃液潜血等

参考文献

[1]葛均波,徐永健.内科学[M].8版.北京:人民卫生出版社,2013.

[2]中华医学会感染病学分会肝衰竭与人工肝学组,中华医学会肝病学分会重型肝病与人工肝学组.肝衰竭诊治指南(2012年版)[J].中华临床感染病杂志,2012,5(6):321-327.

（葛起伟、慕心力、李金宝）

第五章 急性上消化道出血

一、临床案例设置

姓名：HPS   性别：男

年龄：67岁   职业：农民

教育程度：小学 宗教信仰：无

情景设置：患者5h前骑自行车时被汽车撞倒，左侧颞部着地，当时感到头痛明显，但无意识丧失，无恶心呕吐，无胸闷气急。急诊入院检查，头颅CT提示"左侧颞部硬膜外血肿"。1h前，患者开始出现烦躁不安、意识障碍，神经外科行急诊开颅硬膜外血肿清除术。手术顺利，术中出血量少。术后送神经外科监护室，次日意识恢复，拔除气管导管观察数小时后送病房。术后第三天清晨，患者在病房出现呕吐，呕吐物为咖啡色胃内容物，约500ml。心电监护提示：HR 126次/min，BP 95/61mmHg，急诊血常规提示 Hb 88g/L（术前 Hb 122g/L）。

患者既往无手术史，有高血压病史，口服钙通道阻滞剂治疗（硝苯地平缓释片，每日1片），血压控制良好。

二、教学目标

1. 识别上消化道出血，掌握上消化道出血的危机管理。

2. 培养急救意识、临床决策、任务管理以及团队协作能力等，提高临床胜任力。

三、背景知识

急性非静脉曲张性上消化道出血（acute nonvariceal upper gastrointestinal bleeding，ANVUGIB）系指屈氏韧带以上消化道非静脉曲张性疾患引起的出血，包括胰管或胆管的出血和胃空肠吻合术后吻合口附近疾患引起的出血。

1. 病因

多为上消化道病变所致，少数为胆胰疾患引起，其中以消化性溃疡、上消化道肿瘤、应激性溃疡、急慢性上消化道黏膜炎症最为常见。服用非甾体类抗炎药（nonsteroidal anti-inflammatory drugs，NSAIDs）、阿司匹林或其他抗血小板聚集药物也是引起上消化道出血的重要病因。少见病因有 Mallory-Weiss 综合征、上消化道血管畸形、Dieulafoy病、胃黏膜脱垂或套叠、急性胃扩张或扭转、寄生虫感染、理化因素和放射损伤等。

2.临床表现与诊断

ANVUGIB经典的临床诊断依据是出血症状加周围循环衰竭征象,前者包括呕血和(或)黑便,后者包括头晕、面色苍白、心率增快、血压降低等征象。少数患者仅有周围循环衰竭征象而无显性出血,应注意避免漏诊。在内镜下,未发现食管胃底静脉曲张,但可见上消化道出血病灶,ANVUGIB诊断即可确立。

3.病情评估

常根据临床综合指标(周围循环改变引起的症状、脉搏和血压、实验室检查)来判断失血量的多少。休克指数(心率/收缩压)是判断失血量的重要指标(表5-1)。

表5-1　休克指数分级

分级	失血量(ml)	血压(mmHg)	心率(次/min)	血红蛋白浓度(g/L)	症状	休克指数
轻度	<500	基本正常	正常	无变化	头昏	0.5
中度	500～1000	下降	>100	70～100	晕厥、口渴、少尿	1.0
重度	>1500	收缩压<80	>120	<70	肢冷、少尿、意识模糊	>1.5

4.急诊处理

(1)一般急救措施。卧位,保持呼吸道通畅,避免呕吐物误吸引起窒息,必要时吸氧,活动性出血期间禁食。严密监测患者生命体征,观察呕血、黑便、血便的情况,定期复查血红蛋白浓度、红细胞计数、血细胞比容与血尿素氮等;对老年患者根据情况进行心电监护。

(2)液体复苏。立即建立快速静脉通道,并选择较粗静脉以备输血。常用液体包括生理盐水、平衡液、全血或其他血浆代用品。失血量较大(如超过20%血容量)时,可输入胶体扩容剂。必要时可输血,紧急时输液、输血同时进行。在积极补液的前提下,可以适当地选用血管活性药物(如多巴胺)以改善重要脏器的血液灌注。

(3)止血措施。止血治疗是ANVUGIB治疗的关键。药物止血是ANVUGIB治疗的基础,常用质子泵抑制剂(proton pump inhibitors,PPI)或H_2受体拮抗剂,主要通过抑制胃酸分泌、提高胃内pH值起止血作用。其中,大出血时首选静脉使用PPI。内镜下止血起效迅速、疗效确切,应作为治疗的首选,且尽量在出血后24～48h内进行。内镜治疗方法包括药物局部注射、热凝止血和机械止血3种。介入治疗中的选择性血管造影有助于明确出血的部位与病因,必要时可行栓塞治疗。上述治疗无效或病情特别凶险者,可考虑手术治疗。

急性非静脉曲张性上消化道出血的诊治流程如图 5-1 所示。

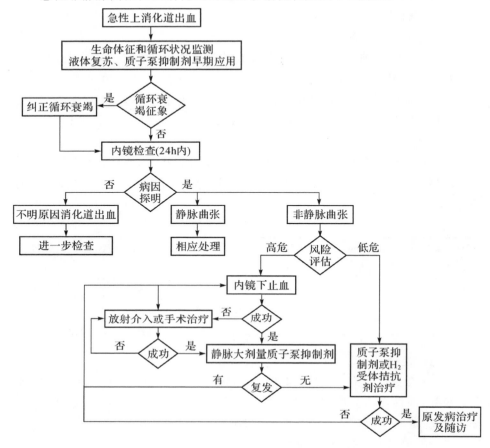

图 5-1　急性非静脉曲张性上消化道出血的诊治流程

四、教学设置

目标人员:内科和外科住院医师、消化内科专科医师、麻醉科专科医师、内镜室护士以及相关带教老师。

情景设定:神经外科病房、内镜中心。

预计病例运行时间:20min。

引导性反馈时间:20min。

五、情景病例运行(表 5-2)

监测显示(模拟人生命体征):心电图,血压(BP,mmHg),心率(HR,次/min),呼吸频率(RR,次/min),血氧饱和度(SpO_2),体温(T,℃)。

表 5-2 情景病例运行

情景/时间	监护仪显示	患者状态 （模拟人）	学员的反应和 （或）干预	辅助情节 （线索/提示）
情景一 （神经外科病房）	BP 102/68 HR 104 RR 18 SpO_2 96% T 36.5	患者神志清，轻度贫血貌，吸氧，已连接心电监护	对患者行重点体格检查，向家属询问病史。 开放静脉通路	体格检查：神志清，贫血貌，左颞部硬膜外血肿清除术后，辅料干洁，硬膜外引流管引出少量淡血性液体，未见肝掌、蜘蛛痣。心肺听诊无殊。腹部平软，无压痛，肝脾肋下未及，肠鸣音活跃，移动性浊音（一）。直肠指诊未及明显肿物。 病史提供：无肝硬化病史，曾因胃部不适行胃镜检查，诊断为"慢性萎缩性胃炎伴糜烂"
情景二 （神经外科病房：患者病情暂时稳定）	BP 98/62 HR 111 RR 18 SpO_2 95% T 36.5	患者神志清，贫血貌	查血常规、血生化、血气、凝血谱、血型、交叉配血、术前四项、肿瘤标志物，留取粪常规、尿常规标本并送检。肝胆胰脾彩超。 予禁食、积极补液，备血浓缩红细胞4U，给予泮托拉唑针 40mg q8h 静滴。 与家属沟通病情，告病重，沟通进一步治疗方案，拟行急诊胃镜检查，完善术前准备，签署知情同意书	辅助检查：血常规 Hb 88 g/L，PLT 175×10^9/L，WBC 11.3×10^9/L，MCV 70.1 fl，MCH 21.0pg，MCHC 302.2g/L，HCT 23%（37%～49%）；粪常规：大便隐血＋＋＋；余均正常。 患者家属已签署病重通知单、急诊胃镜知情同意书

续表

情景/时间	监护仪显示	患者状态（模拟人）	学员的反应和（或）干预	辅助情节（线索/提示）
情景三（内镜中心：患者再次呕血，病情恶化）	BP 85/51 HR 120 RR 26 SpO$_2$ 86% T 36.9	患者转入内镜中心，内镜检查前患者突感恶心，随即呕出鲜红色血液带血块600ml；同时患者出现呛咳，呼吸急促	呼叫帮助，将患者头偏向一侧，避免误吸。识别并处理呼吸困难，咪达唑仑镇静下予气管插管，吸引器吸引后辅助通气。开放第二路静脉，继续快速输液。复查血常规，要求输血	辅助检查：血常规 Hb 69g/L，PLT 95×10^9/L，WBC 13.4×10^9/L，HCT 20%（37%～49%）；麻醉医师赶到，协助气管插管
情景四（内镜中心：患者病情稳定）	BP 104/70 HR 94 RR 16 SpO$_2$ 95% T 37.1	患者气管插管下辅助通气，镇静状态，生命体征平稳	输注血浓缩红细胞4U。再次向家属沟通病情	消化科医师准备内镜检查
情景五（内镜中心：患者行急诊胃镜）	BP 106/71 HR 98 RR 16 SpO$_2$ 95% T 37.1	患者行胃镜检查	内镜局部喷洒冰8%去甲肾上腺素溶液50ml，活动性出血处予以电凝及钛夹止血。向家属告知病情。术后联系转入监护室行进一步治疗	胃镜所见：胃镜示"胃黏膜呈广泛性糜烂，有多发小溃疡，部分溃疡处有活动性出血，胃腔内有较多陈旧性出血"

六、教学反馈

1. 关键点：消化道出血患者需要首先评估哪些方面？

意识状态、循环、气道、呼吸等。

2. 关键点：急性消化道出血患者的体格检查。

重点注意血流动力学状态，如肢体温度、皮肤和甲床色泽、周围静脉特别是颈静脉充盈情况、腹部体征、慢性肝病或门脉高压的体征、直肠指诊等。

3. 关键点：ANVUGIB 的常规用药。

常用 PPI 或 H_2 受体拮抗剂，大出血时应选择前者，并应静脉途径给药。止血药物对 ANVUGIB 的疗效尚未证实，不推荐作为一线药物使用，对没有凝血功能障碍的患者，应避免滥用此类药物。

4. 关键点：应激性溃疡的常见诱因。

包括创伤、烧伤、大手术、休克、过度紧张和焦虑等。

5. 关键点：诊治过程中的沟通。

包括与家属的沟通、整个团队中不同科室医师之间的沟通、医护间沟通。

6. 关键点：怎么减少潜在风险？

上消化道出血患者应绝对卧床，意识障碍患者将头偏向一侧，避免误吸；患者呕血时尤其应注意气道管理；常规备气管插管设备、吸引器。

七、总结

此病例为一位上消化道出血患者，考虑为颅脑手术后应激性溃疡所致。期望学员通过学习能够快速对上消化道出血患者做出评估，并制定准确的处理方案，同时能对病因进行判断。上消化道出血的救治需要多学科医务人员协作，涉及多个地点的转运，尤其强调不同科室医师之间的沟通、医护间沟通。

附录：所需设备与药物等

设备	用药与输液
□ 监护仪	□ 生理盐水或乳酸林格氏液 1000ml
□ 药品车	□ 模拟血浆
□ 吸氧设备	□ 泮托拉唑针
□ 气管插管全套	□ 咪达唑仑
□ 吸引器	□ 冰 8% 去甲肾上腺素溶液 50ml
□ 胃镜装置	□ ……
□ ……	
	文档表格
	□ 患者信息卡（空白）
	□ 医嘱单
	□ 数据收集表格
	□ 病重通知单、知情同意书
	可用的辅助检查
	□ 血常规
	□ 粪常规
	□ 肿瘤标志物
	□ 胃镜图片等

参考文献

［1］姒健敏,王良静.消化急难症临床病案选［M］.杭州:浙江大学出版社,2007.

［2］葛均波,徐永健.内科学［M］.8版.北京:人民卫生出版社,2013.

［3］中华医学会消化内镜学分会.急性非静脉曲张性上消化道出血诊治指南(2015,南昌)［J］.中华医学杂志,2016,96(4):254-261.

（葛起伟、谢郭豪、陈韶华）

第六章 围术期甲亢危象

一、临床案例设置

姓名:HPS	性别:男
年龄:45 岁	职业:职员
教育程度:本科	宗教信仰:无

情景设置:患者因"发现胆囊结石 3 年余"入院,拟完善检查后择期行胆囊切除术。术前 1d 食用不洁食物后出现寒战、高热,体温最高达 39℃,14h 内解水样便 20 余次,后呈咖啡样黏冻状,伴有明显烦躁。粪常规检查提示多个白细胞,血常规提示白细胞明显升高。诊断为"急性肠炎",予抗感染、补液、退热、纠正电解质紊乱等对症治疗。但患者高热不退,心率增快,最高达 150 次/min,并出现意识模糊。向家属追问病史,患者既往有"甲状腺功能亢进(甲亢)"病史 10 余年,1 个月前因甲亢复发,在某三甲医院行同位素碘治疗,术后心悸、手抖症状好转,但未到医院复查。结合既往病史和当前病情,考虑为"甲亢危象"。自发病来意识模糊,胃纳欠佳,睡眠欠安,大便如上述,小便无殊,体重无明显增减。

余既往病史无殊。

二、教学目标

1.识别甲亢危象,掌握甲亢危象的危机管理。

2.培养急救意识、临床决策、任务管理以及团队协作能力等,提高临床胜任力。

三、背景知识

甲状腺危象(thyroid crisis)又称甲状腺功能亢进危象,简称甲亢危象,是甲状腺毒症急性加重的一个综合征,发生原因可能与循环中的甲状腺激素水平增高有关。

1.病因

甲状腺功能亢进症状控制不满意是危象发生的根本原因。甲状腺危象最常见的病因是 Graves 病,也可见于高功能甲状腺瘤或毒性多结节性甲状腺肿。其他少见的病因如具有高分泌功能的甲状腺癌、垂体肿瘤、卵巢甲状腺肿、葡萄胎等。

2.诱因

感染是甲状腺危象最常见的诱因。其他诱因包括精神紧张、手术刺激、放射性碘治疗、外伤、心肌梗死、肺栓塞、糖尿病酮症酸中毒、分娩、口服或静脉使用碘造影剂或胺碘酮,甚至有报道使用伪麻黄碱和水杨酸可诱发甲状腺危象。水杨酸可抑制甲状腺激素与血浆蛋白结合,使游离甲状腺激素水平升高,因此在发生甲状腺危象时禁用水杨酸类药物来降温。

3.临床表现

(1)体温调节功能失衡:高热是甲状腺危象的主要表现,体温通常在 39℃ 以上,伴有大汗、皮肤潮红,随后可出现皮肤苍白和脱水。

(2)中枢神经系统:出现精神异常,起初焦虑、烦躁不安,逐渐发展为谵妄、嗜睡,最后陷入昏迷。

(3)循环系统:极度心动过速,心率常达 160 次/min 以上,与体温升高程度不平行。可有心房颤动或其他快速型心律失常,易发生肺水肿、充血性心力衰竭等,最终导致血压快速下降,出现休克。

(4)消化系统:恶心、呕吐、腹泻、肝大及肝功能异常。肝功能衰竭时出现黄疸,提示预后不良。

(5)水电解质代谢紊乱:由于食欲差、呕吐、腹泻以及大量出汗,常合并水电解质代谢紊乱。

4.病情评估

既往甲状腺危象的诊断往往带有主观性,为了使诊断更为标准化和客观化,Burch 和 Wartofsky 根据患者的体温调节功能、中枢神经系统、消化系统和心血管系统功能紊乱程度打分(表 6-1),以此判断甲状腺危象的严重程度。对于有危象先兆的患者,应采取更积极的治疗措施。

5.治疗措施

及时采取治疗措施,使患者转危为安是非常重要的。一旦怀疑甲亢危象,应立即采取下列治疗:

(1)抑制甲状腺素生成。因丙硫氧嘧啶(propylthiouracil,PTU)能抑制 T4 向 T3 转化,故首选 PTU,首剂 600mg,口服或由胃灌入;如无 PTU 可用甲巯咪唑(metamidazole,MMI) 60mg;以后每次 PTU 200mg 或 MMI 20mg,每日 3 次口服,待危象消除后改用常规剂量。

(2)抑制甲状腺激素释放。服用抗甲状腺药 1~2h 后,使用碘/碘化钾抑制甲状腺激素释放,首剂 30~60 滴,以后 5~10 滴,每 8h 一次,口服或由胃管灌入,或碘化钠 0.5~1.0g 加于 5% 葡萄糖氯化钠注射液 500ml 中,缓慢静脉滴注

12～24h,视病情好转后逐渐减量,危象消除即可停用。

表 6-1　甲状腺危象诊断标准

诊断参数		分值	诊断参数		分值
1.体温调节功能(℃)	37.2～37.7	5	4.心血管系统功能:心率(次/min)	90～109	5
	37.8～38.2	10		110～119	10
	38.3～38.8	15		120～129	15
	38.9～39.3	20		130～139	20
	39.4～39.9	25		≥140	25
	≥40	30		无	0
2.中枢神经系统	无	0	5.心血管系统功能:充血性心力衰竭	轻度(足水肿)	5
	轻度(烦躁)	10		中度(双肺底湿啰音)	10
	中度(谵妄、精神病、昏睡)	20		重度(肺水肿)	15
	重度(癫痫、昏迷)	30	6.心血管系统功能:心房颤动	无	0
3.消化系统	无	0		有	10
	中度(腹泻、恶心或呕吐、腹痛)	10	7.诱因	无	10
	重度(无法解释的黄疸)	20		有	19

注:总分>45 高度提示甲状腺危象;25～44 提示危象先兆;总分<25 排除危象。

(3)β受体阻滞剂的应用。应用肾上腺素能阻滞药普萘洛尔,若无心功能不全,40～80mg,每 6～8h 口服 1 次;或 2～3mg 加于 5%葡萄糖氯化钠注射液 250ml 中缓慢静脉滴注。同时密切注意心率、血压变化。一旦危象解除改用常规剂量。

(4)糖皮质激素的应用。可用氢化可的松 100mg 或相应剂量的地塞米松加入 5%葡萄糖氯化钠注射液 500ml 中静脉滴注,每天可用 2～3 次。危象解除后可停用或改用泼尼松(强的松)小剂量口服,维持数日。

(5)对症治疗和诱因治疗。①吸氧:视病情需要给氧;②镇静药的应用:可选用地西泮(安定)10mg,肌内注射或静脉注射,或苯巴妥钠 0.1g 肌内注射,或 10%水合氯醛 10～15ml 灌肠,也可交替使用上述镇静药;③积极物理降温:冰袋,温水擦浴,冷生理盐水保留灌肠,输入低温液体等;④纠正水电解质紊乱:一般输注 5%葡萄糖氯化钠注射液,24h 内可输入 2000～3000ml,根据血钾、尿量变化合理补钾。

四、教学设置

目标人员:外科住院医师、内分泌科专科医师、专科护士以及相关带教老师。

情景设定:外科病房。

预计病例运行时间:15～20min。

引导性反馈时间:20min。

五、情景病例运行(表6-2)

监测显示(模拟人生命体征):心电图,血压(BP,mmHg),心率(HR,次/min),呼吸频率(RR,次/min),血氧饱和度(SpO_2),体温(T,℃)。

表6-2　情景病例运行

情景/时间	监护仪显示	患者状态(模拟人)	学员的反应和(或)干预	辅助情节(线索/提示)
情景一(初始情况)	BP 112/68 HR 148 RR 25 SpO_2 98% T 39.0	患者神志谵妄,诉有心悸、腹泻	对患者进行物理降温及体格检查,向患者家属询问病史,判断是否为甲亢危象	体格检查:患者消瘦,急性病容,高热大汗,未见肝掌、蜘蛛痣。心律绝对不齐,第一心音强弱不等。腹部平软,无压痛及反跳痛,肠鸣音活跃,移动性浊音(一)。 病史提供:患者既往有"甲状腺功能亢进"病史10余年。本次发病前1个月,因甲亢复发,在某三甲医院行同位素碘治疗,1d前有急性肠炎病史
情景二(患者躁动)	BP 150/90 HR 150 RR 16 SpO_2 95% T 38.7	患者出现躁动,不能明确回答学员的问题	初步判断为甲亢危象;根据患者生命体征对患者进行甲亢危象评分;准备抑制甲状腺素、β受体阻滞剂等药物; 与患者家属沟通病情,告病重	根据表6-1评分,高度怀疑甲亢危象。 家属已签署病重通知书

情景/ 时间	监护仪显示	患者状态 （模拟人）	学员的反应和 （或）干预	辅助情节 （线索/提示）
情景三 （患者 谵妄）	BP 102/62 HR 147 RR 30 SpO$_2$ 89% T 38.5	患者持续躁动， 呼吸急促	识别并处理甲亢危象，予吸氧、留置胃管，PTU 600mg 灌入；艾司洛尔 0.8g＋0.9%氯化钠注射液50ml 微泵静推 5ml/h起。避免使用非甾体类消炎药以及胺碘酮	若识别并及时处理，则病情趋向稳定。若未及时处理，则将病情恶化
情景四 （病情 恶化）	BP 84/60 HR 145 RR 35 SpO$_2$ 87% T 38.3	患者心率加快， 高热，谵妄，腹 泻加剧	查：血气分析、电解质、血常规、甲状腺功能。 分析甲亢危象原因。 安抚患者，告病危。 可请求上级医师帮助处理病情。 备气管插管。 联系 ICU	分析原因：合并肠炎，未能及时诊断甲亢危象，导致治疗延误，误用 NSAIDs、胺碘酮等。 家属已签署病危通知书
情景五 （病情 稳定）	BP 100/70 HR 90 RR 16 SpO$_2$ 95% T 36.7	患者心率、血压 回落，症状好转	继续监测患者生命体征。 与患者家属沟通病情	继续该阶段处理直到病情稳定

六、教学反馈

1.关键点：该患者躁动原因。

考虑甲亢危象、呼吸性酸中毒等原因引起。

2.关键点：甲亢危象的常见诱因。

感染、放射性碘治疗、外伤、心肌梗死、肺栓塞、糖尿病酮症酸中毒、分娩、口服或静脉使用碘造影剂或胺碘酮、使用伪麻黄碱和水杨酸等。

3.关键点：处理甲亢危象的特别注意事项。

及时判断，去除诱因，禁止使用 NSAIDs 和胺碘酮。

4.关键点：判断甲亢危象的注意事项。

充分了解病史、分析诱因、应用Burch和Wartofsky评分判断严重程度。

5.关键点：如何减少甲亢危象的潜在风险？

加强患者入院宣教，普及甲亢危象知识；术前完善相关检查并充分评估病情；及时识别甲亢危象并正确处理病情。

七、总结

此病例为一位甲亢危象患者，因术前肠道感染而诱发了甲亢危象。学员需要注意根据病史和症状体征做出甲亢危象的诊断，并使用评分协助诊断；掌握甲亢危象的正确处理措施，注意治疗方案和禁用的药物。

附录：所需设备与药物等

设备	用药与输液
□体温计或耳温仪	□丙硫氧嘧啶片
□动脉血气针头	□β受体阻滞剂
□心电监护仪	□5％葡萄糖氯化钠注射液
□药品车	□碘/碘化钾或碘化钠
□静脉微泵	□氢化可的松或地塞米松
□一次性注射针头（铺了无菌单及器材包）	□地西泮、苯巴比妥钠或水合氯醛
□鼻导管	□……
□胃管	
□……	文档表格
	□患者信息卡（空白）
	□医嘱
	□数据收集表格
	□知情同意书
	可用的辅助检查
	□血气分析、电解质、血常规、甲状腺功能等

参考文献

1. Burch H B, Wartofsky L. Life-threatening thyrotoxicosis. Thyroid storm[J]. Endocrinology Metabolism Clinics of North America, 1993, 22(2): 263-277.

（徐唯玮、李霖）

第七章

围术期糖尿病酮症酸中毒

一、临床案例设置

姓名：HPS   性别：男

年龄：50 岁   职业：已退休

教育程度：初中   宗教信仰：无

情景设置：患者因"腰痛半月余，下肢无力 1d"于 4d 前入院，诊断为"1. 化脓性脊柱炎；2. 腰椎骨折"，拟完善检查后行手术治疗。3d 前患者无明显诱因下出现全腹疼痛，阵发性发作，伴腰酸，伴尿痛、尿量减少，伴发热，最高体温 38.5℃，伴恶心呕吐。腹痛症状出现后，患者一直未进食、未解大便。1d 前出现血尿。查体：BP 150/74mmHg，HR 89 次/min，SpO_2 98％；查尿常规："白细胞脂酶 500Leu/μl，隐血＋＋＋，蛋白质＋＋，酮体阳性，葡萄糖＋＋＋＋，镜下白细胞＋/HP，镜下脓细胞＋＋＋/HP；查血常规："白细胞 18.3×10^9/L，中性粒细胞百分比 91.1％，红细胞 3.17×10^{12}/L，血红蛋白 102g/L，血小板 147×10^9/L"；查超敏 C-反应蛋白："102.80mg/L"；查降钙素原："100.00ng/ml"；测血糖："＞33.3mmol/L"。自发病来，患者神志清，精神软，胃纳差，睡眠欠安，大便一周未解，小便量少，体重无明显增减。

患者既往有糖尿病史 10 余年，最初口服格列美脲片 2mg qd 降血糖，平时间断监测血糖，最高达 20mmol/L 以上。7 年前，患者于某三甲医院就诊，改用精蛋白生物合成人胰岛素注射液（预混 30R）早晚皮下注射降血糖（量不详），血糖控制不佳。3 年前开始查尿常规：尿蛋白＋＋＋/＋＋＋＋，后加用阿卡波糖片 50mg tid 口服降血糖，血糖未改善，半年后停用，改用精蛋白生物合成人胰岛素注射液（预混 30R）早、中、晚及甘精胰岛素注射液降血糖（量不详），患者低血糖反复发作。2 年前，患者自行改用甘精胰岛素注射液早 11 晚 4 单位皮下注射降血糖，空腹血糖波动在 10～14mmol/L。患者发现血压升高 2 年余，最高达 180/90mmHg，平时监测血压在 150/90mmHg 左右，未服药。余既往病史无殊。

二、教学目标

1. 识别糖尿病酮症酸中毒，掌握糖尿病酮症酸中毒的危机管理。

2.培养急救意识、临床决策、任务管理以及团队协作能力等,提高临床胜任力。

三、背景知识

糖尿病酮症酸中毒(diabetic ketoacidosis,DKA)是糖尿病急性并发症之一,病情危重,临床表现多样,且常被诱发因素所掩盖,加之部分患者既往未诊断糖尿病,易出现误诊和漏诊,常因治疗延误而致病情进展、预后不良。因此,提高 DKA 的诊治水平,降低误诊漏诊率十分重要。

1.临床表现

因起病急,常缺乏典型"三多一少"症状。

(1)早期:常先有口渴、多尿,伴恶心、呕吐、厌食;呼吸深长,呈 Kussmaul 呼吸,呼出的气体有烂苹果味(酮味)。

(2)后期:因严重失水,常伴中重度脱水,表现为口唇皮肤干燥、四肢厥冷,短期内体重下降,严重时血压下降。

(3)晚期:可有不同程度意识障碍、昏迷。

(4)少见症状:部分患者腹痛可为突出症状,全腹疼痛,无局限性压痛,可被误诊为急腹症。

(5)感染:伴严重感染时可表现为感染性休克,如仅注意抢救感染性休克,而忽略糖尿病的诊断,无胰岛素治疗,此恶性循环将进一步加速酸中毒的进程,可有不同程度的意识障碍,甚至使患者丧失抢救机会。

2.诊断

(1)诊断 DKA 的要点:①糖尿病的类型,如 1 型糖尿病发病急骤者,2 型糖尿病合并急性感染或处于严重应激状态者;少数患者可无糖尿病病史;②有酮症酸中毒的症状及临床表现者;③血糖中度升高,血渗透压正常或不甚高;④尿酮体阳性或强阳性,或血酮升高,是 DKA 的重要诊断依据之一;⑤酸中毒,较重的 DKA 患者多伴有代偿或失代偿性酸中毒,并排除其他原因所致酸中毒。

(2)糖尿病酮症酸中毒的危重指标:①临床表现有重度脱水,Kussmaul 呼吸和昏迷;②血 pH 值<7.1,二氧化碳结合力<10mmol/L;③血糖>33.3 mmol/L 伴血浆高渗现象;④出现电解质紊乱,如血钾过高或过低;⑤血尿素氮持续增高。

(3)注意事项:①迅速确定诊断,判断严重程度,寻找诱因,重点询问病史和查体;②观察患者意识状态、呼吸频率及强度、呼出的气味、脱水程度;④判断心、肾功能状态;⑤确认有无感染存在及应激状态等;⑥立即进行相关化验检查。

3.治疗措施

(1)快速充分补液:补液量和补液速度主要视脱水程度及心功能情况而定,补液总量一般按患者体重(kg)的10%估算。成年DKA患者一般失水4~6L。

补液注意事项:①先快后慢。在开始2h内输入1000~2000ml(相当于500~1000ml/h),在第3~6小时输入1000~2000ml(相当于250~500ml/h),第一个24h总量达4000~5000ml。对于老年人及心、肾功能不全患者,应酌情减慢输液速度,以防诱发或加重心力衰竭。如果患者意识清醒,可以鼓励其多喝水(尤其是淡盐水),这样既可加快纠正脱水,又不增加心脏负担。②先盐后糖。开始阶段由于患者血糖水平很高,故先用生理盐水静滴。当血糖降至13.9mmol/L(250mg/dl)左右时,改为5%葡萄糖注射液(或5%葡萄糖氯化钠注射液)静脉滴注。当血糖<11.1mmol/L(200mg/dl)时,改输10%葡萄糖注射液,可避免发生低血糖,防止脑水肿,更重要的是有利于消除酮体。③如果治疗前已有低血压或休克,快速输液不能有效升高血压,应输入胶体溶液(如白蛋白、血浆、血浆代用品等)并采取其他抗休克措施。④严重脱水者需开通两路静脉通道,一路快速补液,另一路持续小剂量静脉输注胰岛素。

(2)小剂量胰岛素治疗:目前临床上多采用小剂量胰岛素持续静滴治疗方案,不仅可以有效降糖、消酮,而且显著减少低血糖、低血钾、脑水肿的发生风险。具体方法:在生理盐水中加入短效胰岛素,按每小时每千克体重0.1U(大约相当于6U/h)静滴,每1~2h测一次血糖,把血糖下降速度控制在每小时3.9~6.1mmol/L(70~110mg/dl)。如果用药后2h血糖下降幅度不足原来的30%,胰岛素剂量可加倍。当血糖降至14mmol/L左右时,将生理盐水改为5%葡萄糖注射液(或5%葡萄糖氯化钠注射液),通常按2~4g葡萄糖比1U短效胰岛素静滴,使血糖维持在10mmol/L左右,患者尿酮体转阴并能正常进食后,可将胰岛素改为皮下注射。但在停止静滴胰岛素前1~2h应临时皮下注射6~8U短效胰岛素,以防病情反复。

胰岛素治疗注意事项:①对起始治疗时血糖较高(大于33.3mmol/L)的DKA患者,可先静推8~12U的负荷量,再开始小剂量胰岛素持续静滴。②降糖速度要适当,避免因血糖下降太快而引起低血糖及脑水肿。③由于葡萄糖为消酮所必需,所以在尿酮体没有转阴之前,不要急于将血糖降至正常,其间应把血糖维持在略高于正常(10~13mmol/L)的水平。④做好胰岛素由静滴转为皮下注射的过渡衔接。因静滴胰岛素的半衰期很短(大约2~4min),停止静滴胰岛素前1h需皮下注射短效胰岛素,避免衔接期胰岛素不足而出现血糖反跳或酮症复发。

(3)积极补钾:酸中毒时钾从细胞内转移至细胞外,故即使血钾正常,酮症酸中毒患者也存在不同程度的细胞内缺钾。在治疗过程中给予胰岛素、纠正酸中毒，均可促使钾由细胞外向细胞内转移；而大量补液后尿量增多，钾的排泄也随之增加，患者血钾会进一步下降。因此，DKA 治疗开始后就应注意及时补钾，防止发生低血钾。补钾要根据血钾浓度和尿量而定，如治疗前血钾低（≤3.5mmol/L），须先补钾，再使用胰岛素；如治疗前血钾正常（3.5～5.5mmol/L）且尿量＞30ml/h，也应补钾；如血钾正常但尿量＜30ml/h 或有高血钾（＞5.5 mmol/L），可暂缓补钾。简言之，只要血钾不超过 5.5mmol/L 且患者有尿均需补钾。一般在 500ml 的生理盐水中加入 10％氯化钾溶液 10～15ml，静脉滴注，24h 总补钾量 3～6g。DKA 纠正以后，需继续口服补钾一周左右，才能基本补足机体所丢失的钾。

补钾注意事项：①见尿（＞30ml/h）补钾。②补钾速度不宜过快，每小时输入量不宜超过 1.5g。③补钾时必须密切监测尿量（见尿补钾）、血钾和心电图，以防止高血钾或低血钾的发生。

（4）谨慎使用碱性药物：糖尿病酮症酸中毒的生化基础是酮体生成过多，而非碳酸氢根丢失过多，胰岛素治疗不仅可抑制酮体生成，还可促进酮体氧化，酮体氧化后产生碳酸氢根，再加上补液稀释和尿酮排泄，酸中毒多可逐渐自行纠正，因此，轻、中度酸中毒通常不需要补碱。重度酸中毒时，血 pH＜7.1 或碳酸氢根＜10mmol/L，二氧化碳结合力＜10mmol/L，有抑制呼吸中枢和中枢神经功能、诱发心律失常的危险，可考虑给予碱性药物；而当血 pH≥7.2，二氧化碳结合力≥15mmol/L 时应停止补碱。碱性药物通常选择 5％碳酸氢钠 50～100ml（1～2ml/kg），以注射用水稀释成 1.25％的等渗液进行静脉滴注，以降低脑水肿的发生风险。

补碱注意事项：①补碱不可过于积极，一般无须补碱，除非重度酸中毒。②补碱量不宜过多，速度不宜过快，防止碱中毒，否则可加重组织缺氧，导致反常性脑脊液 pH 值降低，诱发脑水肿，引起低血钾。③当血 pH≥7.2 或二氧化碳结合力≥15mmol/L 时，应停止补碱。④不能将胰岛素与碳酸氢钠混在一起静滴，以防胰岛素效价下降。⑤补碱的同时一定要注意补钾，以避免低血钾发生。⑥补碱不要用乳酸钠，以免加重可能存在的乳酸性酸中毒。

（5）消除诱因和治疗并发症：感染常是本症的主要诱因，而酸中毒又常并发感染。值得注意的是患者虽有严重感染，但体温仍可正常或偏低，因此，即使找不到感染灶，只要患者体温升高、白细胞增多，即应予以有效的抗生素治疗。

如在病情发展过程中出现低血压休克、心力衰竭、肾功能衰竭、脑水肿等并发症，应积极做好相应的处理。

糖尿病酮症酸中毒治疗流程如图 7-1 所示。

临床症状：多尿，多饮，多食，夜间，体重减轻，腹痛，疲劳，恶心呕吐，精神萎靡，昏迷

体格检查：呼吸，脱水程度评估，循环灌注，血压，酮体气味，神志，呕吐情况

实验室检查：血糖，血酮体，血气，电解质，肾功能，尿酮体

症状：1.血糖>11.1 mmol/L
2.血酮体显著增高，指血酮体>3.0 mmol/L
酸中毒：pH<7.30，HCO₃⁻<15 mmol/L
DKA分类：轻度：pH<7.30，HCO₃⁻<15 mmol/L
中度：pH<7.2，HCO₃⁻<10 mmol/L
重度：pH<7.1，HCO₃⁻<5 mmol/L

脱水程度评估：
3%：临床上刚可以分辨出
5%：轻度脱水—皮肤黏膜干燥
7.5%：中度脱水—还有眼睛凹陷，毛细血管充盈时间延长
10%：重度脱水—循环灌注存在严重异常，脉搏细弱，休克

常规复苏措施：
1.保持气道通畅，呼吸衰竭者气管插管、机械通气；
2.面罩100%氧气吸氧；
3.心电监护，若T波异常予ECG检查；
4.迅速建立两路静脉输液通路；严重休克者等渗盐水20 ml/kg在10~30 min内输入，必要时重复，最大量30 ml/kg，一般酮症酸中毒1~2 h内输入；
5.如果存在反复呕吐，需留置胃管并洗胃

液体疗法：补液量=维持量+累积损失量
累积损失量=脱水程度(%)×体重(kg)，脱水程度计算值不能>10%，不要计算尿液中丢失水量
维持量的计算：总量可每隔6 h一组给予

体重(kg)	输液速度[ml／(kg·h)]
4~9	6
10~19	5
20~39	4
40~59	3.5
60~80	3

补液总时间一般为48 h，最初4~6 h液体须为等渗盐水，后改0.45% NaCl溶液。
补钾：无尿或血钾>5.5 mmol/L停止补钾。

血钾（mmol/L）	补充KCl	最终浓度
<3.5	40~60 mmol/L	0.30%~0.45%
3.5~5.5	20~40 mmol/L	0.15%~0.30%
>5.5	停止补钾	

注：推荐开始补钾的浓度为0.30%。严重缺钾而补液钾浓度过高可同时加口服补钾

符合下列之一转入ICU：
严重酸中毒：pH<7.1伴显著呼气困难；
重度脱水伴休克；
神志不清，有吸入性肺炎危险；
年龄低于2岁

小剂量胰岛素的应用：
补液开始后1~2 h胰岛素0.1U／(kg·h)+等渗盐水50 ml，婴幼儿（<5岁）0.05U／(kg·h)，先计算4~6 h，微泵维持。
1.血糖降速以每小时2~5 mmol/L为宜；
2.血糖降速每小时大于5 mmol/L或降至14~17 mmol/L，改0.45% NaCl溶液/5%葡萄糖溶液，将血糖维持在8~12mmol/L，必要时补液葡萄糖浓度增加至10%~12.5%；
3.如果经过4~6 h，血糖仍难以控制或血pH无改善，需要警惕败血症、胰岛素剂量错误或存在其他问题，并考虑重新评估、治疗

脑水肿处理：
2项主要症状或1项主要症状和2项次要症状，高度怀疑脑水肿。
主要症状：
1.与年龄不相称的大小便失禁；
2.意识改变；
3.不是由于睡眠或复苏引起的心率持续下降超过20次/min
次要症状：
1.呕吐；
2.头痛；
3.嗜睡（不容易唤醒）；
4.年龄<5岁；
5.舒张压>90 mmHg
怀疑脑水肿时，立即采用如下措施：
1.甘露醇5 ml/kg，如症状改善不明显，2 h后重复，以后每隔4~6 h给予；
2.将液量减半，以至脑水肿改善，累积损失补液时间由48 h延长至72 h；
3.转入抢救室（必要时气管插管、过度通气）

随访与生命体征监测：
1.血压、心电监护。尽量不插导尿管，如意识不清仍可插导尿管；
2.记录出入量，并测定每次尿液的酮体情况；
3.如果尿量持续过多，可适当增加补液；
4.每小时测定指血糖，每1~2 h测定指血酮，若无，改测尿酮；
5.每小时观察神经系统情况；
6.扩容开始后2 h复查血气、电解质，以后至少每4 h测一次；
7.如酸中毒不能纠正，可能扩容不够、败血症或胰岛素作用异常，检查输液通路、胰岛素剂量，考虑增加胰岛素量、予抗生素、等渗盐水

向皮下注射胰岛素的转换：
患者能进食，血pH>7.3，HCO₃⁻>15 mmol/L可皮下注射胰岛素，首次皮下注射短效胰岛素60 min（超短效10 min）后停输液和静脉滴注胰岛素

图7-1 糖尿病酮症酸中毒治疗流程

四、教学设置

目标人员:外科住院医师、内分泌科专科医师、外科专科护士以及相关带教老师。

情景设定:外科病房。

预计病例运行时间:15～20min。

引导性反馈时间:20min。

五、情景病例运行(表 7-1)

监测显示(模拟人生命体征):心电图,血压(BP,mmHg),心率(HR,次/min),呼吸频率(RR,次/min),血氧饱和度(SpO_2),体温(T,℃)。

表 7-1　情景病例运行

情景/时间	监护仪显示	患者状态(模拟人)	学员的反应和(或)干预	辅助情节(线索/提示)
情景一(初始情况)	BP 156/85 HR 72 RR 18 SpO_2 98% T 36.5	患者神志清,精神软,卧位,仍有呕吐、腹痛。吸氧,心电监护	询问病史,对患者呕吐和腹痛的安抚、诊断,进行体格检查。开放静脉通路	体格检查:患者急性病容,未见肝掌、蜘蛛痣。心肺听诊无殊。腹部平软,无压痛及反跳痛,肠鸣音活跃,移动性浊音(一)。肾区叩痛阳性。神经系统查体无殊
情景二(患者呕吐)	BP 170/90 HR 89 RR 20 SpO_2 95% T 36.7	患者有恶心呕吐,左下腹痛,尿痛,乏力	与患者家属沟通病情,告病重。查血气分析、肝肾功能、电解质、血常规、血糖、尿常规、凝血功能、心电图、血酮体等	家属已签署病重通知书。查血糖＞33.3 mmol/L,血、尿酮体阳性
情景三(腹痛呕吐加剧)	BP 122/62 HR 95 RR 30 SpO_2 89% T 38.5	患者有恶心呕吐伴发热	禁食,开放第二路静脉,开始积极补液(在开始2h内输入1000～2000ml,在第3～6小时输入1000～2000ml,第一个24h总量达4000～5000ml),以及小剂量胰岛素持续静滴治疗方案(按每小时每千克体重0.1U短效胰岛素静滴,每1～2h测一次血糖,把血糖下降速度控制在每小时3.9～6.1mmol/L),并监测尿量。查超敏C-反应蛋白、降钙素原、血培养,并复查血气、电解质、血糖、血酮体、尿常规等	查血常规示:白细胞$18.3×10^9$/L,中性粒细胞百分比91.1%;超敏C-反应蛋白102.80mg/L;降钙素原100.00ng/ml。肌酐140μmol/L,尿素氮15.20mmol/L。 呼叫帮助,识别DKA并及时处理。如果未及时处理病情将恶化。 监测血钾,注意补钾。识别肾功能不全的原因并处理

续表

情景/时间	监护仪显示	患者状态（模拟人）	学员的反应和（或）干预	辅助情节（线索/提示）
情景四（病情恶化）	BP 118/60 HR 100 RR 35 SpO₂ 93% T 38.3	患者仍恶心呕吐伴发热	联系 ICU。 继续补液，补钾，小剂量静脉注射胰岛素、亚胺培南西司他丁钠抗感染治疗。复查血气、电解质、血糖、血酮体、尿常规等	继续该阶段处理直到病情稳定；或上级医师加入帮助处理病情
情景五（病情稳定）	BP 110/70 HR 90 RR 16 SpO₂ 97% T 38.0	患者呕吐好转，腹痛缓解	分析肾损伤的原因（肾前性？肾性？肾后性？） 查血气、电解质、血常规、血糖、血酮体、尿常规等。 继续监测患者生命体征。 与患者家属沟通病情	明确 DKA 诊断。 分析肾损伤的原因：患者容量缺乏造成肾前性肾损伤

六、教学反馈

1. 关键点：该患者发生呕吐的可能原因。

需考虑急性胃肠炎、急腹症、糖尿病酮症酸中毒、急性心肌梗死等可能。

3. 关键点：DKA 诊断特别注意事项。

糖尿病病史，诱因，症状，血气分析，血糖，尿液检查结果（尿酮体、尿糖）。

4. 关键点：补液注意事项。

见背景知识。

5. 关键点：与整个团队是否有良好沟通？

病区内其他医生和护士是否意识到我们存在的问题并提供帮助。

6. 关键点：怎么减少潜在风险？

糖尿病患者注意血糖控制，降低感染风险等。

七、总结

此病例为一位糖尿病酮症酸中毒患者。患者因化脓性脊柱炎和腰椎骨折入院手术，既往有糖尿病病史，近期中断胰岛素使用，术前不明原因感染，诱发酮症酸中毒。治疗上，予禁食、补液、补钾、小剂量静脉注射胰岛素、抗生素治疗。期望学员能通过此病例的学习，掌握糖尿病酮症酸中毒的诊断和治疗原则，缩短此类患者的诊断时间，提高救治成功率。

附录：所需设备与药物等

设备	用药与输液
□血糖仪	□生理盐水
□动脉血气针头	□胰岛素注射液
□心电监护仪	□5％葡萄糖氯化钠注射液
□药品车	□注射用亚胺培南西司他丁钠
□静脉微泵（铺了无菌单及器材包）	□……
□吸引器	
□一般性防护设备	文档表格
□……	□患者信息卡（空白）
	□医嘱
	□数据收集表格
	□知情同意书
	可用的辅助检查
	□血气分析、肝肾功能、电解质、尿常规、血糖、血常规、血钾等

参考文献

[1]中华医学会内分泌学会.中国糖尿病血酮监测专家共识[J].中华内分泌代谢杂志,2014,3(30):177-183

[2]Kohler K，Levy N. Management of diabetic ketoacidosis：a summary of the 2013 Joint British Diabetes Societies Guidelines[J]. Journal of the Intensive Care Society,2014,15(3):222-225.

（徐唯玮、李霖）

第八章　围术期急性缺血性卒中

一、临床案例设置

姓名：HPS	性别：男
年龄：74 岁	职业：农民
教育程度：小学	宗教信仰：无

情景设置：患者因"进食油腻食物后急性右上腹痛 5h"入院,急诊行胆囊切除术,术中可见胆囊肿大,考虑"急性胆囊炎",手术顺利。术后第二天,晨起下床活动,突然出现右侧肢体无力,摔倒在地,同时出现言语不能,与家人交流困难,否认明显头部撞击,无呕吐,无意识丧失,无肢体抽搐。查体:BP 180/93 mmHg,HR 76 次/min,RR 20 次/min,SpO$_2$ 95%。

患者既往有高血压病史 6 年,平素服用氨氯地平,血压控制不佳。3 年前有"脑梗死"病史,溶栓治疗后现无肢体无力、麻木等症状,平素服用阿司匹林,服用 1 年后自行停用。1 个月前影像学检查提示"右侧颞叶梗死软化灶,陈旧性脑梗死"。

二、教学目标

1.识别急性缺血性卒中,掌握急性缺血性卒中的危机管理。

2.培养急救意识、临床决策、任务管理以及团队协作能力,提高临床胜任力。

三、背景知识

急性缺血性卒中(acute ischemic stroke,AIS)是由于大脑供血动脉狭窄或闭塞,脑血流灌注降低,引起脑组织缺血缺氧而致损伤,若血流在相对较短的时间内没有恢复,脑组织损伤将进一步加重,导致梗死。我国卒中的年龄标化发病率超过 336/10 万,位列全球第一。每年因卒中死亡人数达 170 万,居全国居民死因首位。

1.临床表现与诊断标准

(1)急性起病;

(2)局灶神经功能缺失(一侧面部或肢体无力或麻木,语言障碍等),少数为全面神经功能缺失；

（3）症状或体征持续时间不限（当影像学显示有责任缺血性病灶时），或持续24h以上（当缺乏影像学责任病灶时）；

（4）排除非血管性病因；

（5）脑CT/磁共振排除脑出血。

2.治疗措施

早期再灌注治疗可使闭塞的血管重新开通，有助于最大限度地恢复神经系统功能，是急性缺血性卒中治疗的主要手段。早期再灌注治疗包括静脉重组组织型纤溶酶原激活剂（recombinant tissue plasminogen activator，rtPA）溶栓、静脉溶栓桥接血管内治疗、单纯血管内治疗（不满足静脉溶栓条件者）。

静脉溶栓的适应证如下：

（1）有缺血性卒中导致的神经功能缺失症状；

（2）处于症状出现后4.5h以内；

（3）年龄≥18岁；

（4）患者或家属签署知情同意书；

（5）部分有条件的卒中中心可通过多模式影像（CT脑灌注或多模式磁共振）筛选发病时间为4.5～6h，但仍可能从静脉溶栓中获益的患者（图8-1）。

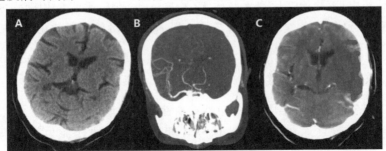

图8-1 CT检查结果

A. CT平扫未见明显出血及低密度改变；B. CT血管造影示左侧大脑中动脉闭塞；
C. CT脑灌注成像示左侧大脑中动脉供血区低灌注改变。

静脉溶栓的禁忌证如下：

（1）近3个月有重大头颅外伤史或卒中史；

（2）可疑蛛网膜下隙出血；

（3）近1周有不易压迫止血部位的动脉穿刺；

（4）既往有颅内出血；

（5）颅内肿瘤、动静脉畸形、动脉瘤；

（6）近期有颅内或椎管内手术；

(7)血压升高:收缩压≥185mmHg,或舒张压≥110mmHg(国内指南为180/100mmHg);

(8)活动性内出血;

(9)急性出血倾向,包括血小板计数低于$100×10^9/L$或其他情况;

(10)48h内接受过肝素治疗(活化部分凝血活酶时间超出正常上限);

(11)已口服抗凝剂者国际标准化比值>1.7或凝血酶原时间>15s,症状持续时间为3~4.5h者,需要谨慎;

(12)目前正在使用直接凝血酶抑制剂或直接Ⅹa因子抑制剂,并且有敏感的相关实验室检查数据异常;

(13)血糖<2.7mmol/L;

(14)CT检查提示多脑叶梗死(低密度影>1/3大脑半球)。

单纯血管内治疗的适应证(须满足以下所有标准)如下:

(1)卒中前改良Rankin量表评分为0~1分;

(2)根据专业医学学会制定的指南在发病4.5h内接受静脉rtPA溶栓治疗;

(3)卒中由颈内动脉或近端大脑中动脉(M1段)闭塞所致;

(4)年龄≥18岁;

(5)美国国立卫生院神经功能缺损评价量表(National Institute of Health stroke scale,NIHSS)评分≥6分;

(6)Alberta卒中项目早期CT评分(Alberta stroke program early CT score,ASPECTS)≥6分;

(7)发病6h内开始治疗(腹股沟穿刺)。

四、教学设置

目标人员:外科住院医师、神经内科专科医师、麻醉科专科医师、护士及相关带教老师。

情景设定:外科病房。

预计病例运行时间:20~25min。

引导性反馈时间:20min。

五、情景病例运行(表8-1)

监测显示(模拟人生命体征):心电图,血压(BP,mmHg),心率(HR,次/min),呼吸频率(RR,次/min),血氧饱和度(SpO_2),体温(T,℃)。

表 8-1　情景病例运行

情景/时间	监护仪显示	患者状态（模拟人）	学员的反应和（或）干预	辅助情节（线索/提示）
情景一（病区）	BP 150/89 HR 102 RR 20 SpO₂ 95% T 36.7	患者神志清,但言语困难	嘱家属帮助患者平躺至病床,连接心电监护仪,对患者行重点体格检查并询问病史	病史提供:患者 1d 前行急诊胆囊切除术。半小时前,患者起床并下地活动,右侧肢体无力,摔倒在地,同时出现言语不能,与家人交流困难。否认明显头部撞击,无呕吐,无意识丧失,无肢体抽搐
情景二（病区）	BP 158/92 HR 108 RR 22 SpO₂ 94% T 36.7	患者神志清,左手比画诉有头痛	迅速获取简要病史:①3h 前起病;②近期无出血史;③既往无颅内出血、肿瘤、血管畸形等病史;④平素除降压药物外未服用其他药物。通知护士	完成神经系统查体,患者存在混合性失语,右侧中枢性面瘫,双眼左侧凝视,右侧肢体肌力 0 级,右侧巴氏征阳性,NIHSS 评分 16 分
情景三（病区）	BP 165/97 HR 103 RR 25 SpO₂ 93% T 36.7	患者神志清,呼吸稍急促	予吸氧,开放静脉通路,迅速识别疑似脑卒中患者,第一时间通知相关医师,开启绿色通道。简要评估是否存在静脉溶栓的可能性。 监测生命体征。 急查血常规、凝血功能、血糖等。 安排急诊头颅 CT 排除脑出血。 安排头颅血管造影	病史提供:患者既往有高血压病史 6 年,平素服用氨氯地平,血压控制不佳。3 年前有"脑梗死"病史,溶栓治疗后现无肢体无力、麻木等症状。平素服用阿司匹林,服用 1 年后自行停用。2018 年 1 月 14 日影像学检查提示"右侧颞叶梗死软化灶,陈旧性脑梗死"

情景/ 时间	监护仪显示	患者状态 （模拟人）	学员的反应和 （或）干预	辅助情节 （线索/提示）
情景四 （病区）	BP 169/100 HR 108 RR 22 SpO$_2$ 98% T 36.7	患者神志清，吸氧后呼吸逐渐平稳	根据检查及检验结果，再次核对静脉溶栓适应证及禁忌证，排除出血性卒中及明确有无颅内大动脉闭塞情况	头颅CT平扫未见出血，CT血管造影提示左侧大脑中动脉M1段闭塞；血液检查结果无明显异常
情景五 （病区）	BP 172/113 HR 114 RR 20 SpO$_2$ 98% T 36.7	患者神志清，失语症状明显，无法沟通	与家属谈话，简要告知患者目前病情，获取静脉溶栓知情同意。充分告知，避免潜在纠纷。快速谈话，缩短发生脑卒中至用药时间	患者头痛加重
情景六 （病区）	BP 196/118 HR 109 RR 21 SpO$_2$ 99% T 36.7	患者神志清，痛苦貌，头痛明显加重，有恶心感	予医嘱微泵静推尼卡地平，速度5mg/h	血压管理：目标血压，收缩压<185mmHg，或舒张压<110mmHg
情景七 （病区）	BP 149/92 HR 92 RR 22 SpO$_2$ 99% T 36.7	患者神志清，经药物治疗后头痛减轻	启动静脉溶栓，并准备血管内治疗，予医嘱静脉使用rtPA 0.9mg/kg体重，最大剂量<90mg，10%剂量先予静脉推注，余下剂量持续静脉微泵60min，联系导管室与有神经介入资质的医师，准备后续桥接血管内治疗	注意观察患者的意识、瞳孔、生命体征改变，及时鉴别颅内出血、消化道出血等严重情况

六、教学反馈

1.关键点：什么情况下应考虑脑卒中可能？

患者突然出现以下任一症状：①一侧肢体（伴或不伴面部）无力或麻木；②一侧面部麻木或口角歪斜；③说话不清或理解语言困难；④双眼向一侧凝视；⑤一侧或双眼视力丧失或模糊；⑥眩晕伴呕吐；⑦既往少见的严重头痛、呕吐；⑧意识障碍或抽搐。注意排除非血管性疾病，如低血糖/高血糖、酒精中毒、药物中毒、外伤等。

2.关键点：如何诊断缺血性卒中？

临床症状常难以区分，疑为脑卒中者应尽快进行颅脑影像学（CT/磁共振）检查，排除出血性卒中，建立缺血性卒中的诊断。

3.关键点：如何评估卒中严重程度？

目前最常用的评价量表为美国国立卫生院神经功能缺损评价量表（NIHSS）。

4.关键点：如何判断患者存在颅内大血管闭塞？

可根据神经系统检查（如偏侧肢体肌力丧失完全、失语、双眼凝视麻痹、早期意识障碍、NIHSS评分＞6分等）初步判断，确诊依靠颅脑血管影像。

5.关键点：如何与患者或家属进行溶栓知情同意？

要点如下：①目前考虑急性缺血性卒中（脑梗死），若不尽早处理，症状可能持续不缓解，甚至进展，存在后遗症；②溶栓治疗是目前有效的治疗手段，患者满足接受该治疗的条件，部分患者溶栓后可能症状显著缓解；③溶栓治疗存在出血风险，可能导致疾病进一步加重，甚至恶化危及生命，选择溶栓的同时也意味着选择承担相应风险；④即使溶栓后没有发生出血事件，也有部分患者症状未能改善，甚至持续进展。

七、总结

此病例为一位围术期急性缺血性卒中患者接受再灌注治疗。期望学员通过该病例的学习，能准确识别缺血性卒中，并对其能否行再灌注治疗做出评估，包括脑卒中的识别、卒中严重程度的评估、静脉溶栓适应证与禁忌证的掌握、溶栓谈话的沟通技巧、溶栓前血压管理以及血管内治疗的指征，了解治疗的整个过程，掌握与相关科室医护人员的沟通合作。

附录:所需设备与药物等

设备	用药与输液
□监护仪	□降压药物
□吸引器	□胰岛素
□药品车	□rtPA
□除颤仪	□急救药物
□静脉微泵(铺了无菌单及器材包)	□……
□……	
	文档表格
	□患者信息卡(空白)
	□医嘱
	□数据收集表格
	□知情同意书
	可用的辅助检查
	□CT 平扫、CT 血管造影等

参考文献

[1]中华医学会神经病学分会脑血管病学组. 中国急性缺血性脑卒中诊治指南 2014[J]. 中华神经科杂志,2015,48(4):246-257.

[2]Jauch E C,Saver J L,Adams Jr. H P,et al. Guidelines for the early management of patients with acute ischemic stroke:a guideline for healthcare professionals from the american heart association/american stroke association [J]. Stroke,2013,44(3):870-947.

[3]Powers W J,Derdeyn C P,Biller J,et al. 2015 American Heart Association/American Stroke Association focused update of the 2013 guidelines for the early management of patients with acute ischemic stroke regarding endovascular treatment:a guideline for healthcare professionals from the american heart association/american stroke association[J]. Stroke,2015,46 (10):3020-3035.

（严慎强、陈艳杏）

第九章

围术期过敏性休克

一、临床案例设置

姓名:HPS	性别:女
年龄:61 岁	职业:已退休
教育程度:高中	宗教信仰:无

情景设置:患者因"体检发现宫颈占位 1 月"入院,诊断为"宫颈肿瘤,子宫肌瘤,宫颈上皮内瘤样变Ⅰ～Ⅱ级"。患者无腹痛,无阴道流血,无畏寒发热等不适,入院后拟行手术切除治疗。查体:一般情况可,BP 127/70mmHg,HR 82 次/min,无明显阳性体征。

既往青霉素过敏。

二、教学目标

1. 识别围术期过敏性休克,掌握围术期过敏性休克的危机管理。
2. 培养急救意识、临床决策、任务管理以及团队协作能力,提高临床胜任力。

三、背景知识

围术期过敏性休克(perioperative anaphylactic shock,PAS)是一种危及生命的全身反应,病情变化迅速且难以预测。PAS 发病率为 0.03%～0.95%,死亡率为 3%～6%,约 2%的患者会残留神经功能障碍。女性发病率显著高于男性。

1. 病因

约 60%的麻醉相关性过敏是由肌松药引起的(琥珀胆碱和罗库溴铵最为常见,其次为泮库溴铵、维库溴铵、米库氯铵、阿曲库铵和顺阿曲库铵等),其他易诱发过敏的药物还包括乳胶、抗生素、明胶、脂类局麻药、血液制品和鱼精蛋白等。

2. 临床表现与诊断

围术期发生过敏反应时常有皮肤黏膜改变、心血管系统表现及支气管痉挛等症状,可总结为 ABCDE。

A 和 B(Airway and Breathing):气道水肿、分泌物增加,喉和(或)支气管痉挛;患者出现喉头堵塞感、胸闷、气急、喘鸣、憋气、发绀等,可致窒息甚至死亡。

C(Circulation):①心悸、出汗、面色苍白、脉速而弱;②发展为肢冷、发绀、血压迅速下降,脉搏消失甚至测不到血压,最终心脏骤停;③少数冠状动脉粥样硬化患者可并发心肌梗死。

D(Disability):①出现恐惧感、烦躁不安和头晕;随着脑缺氧和脑水肿的加剧,可出现意识不清或完全丧失;②可有恶心呕吐、腹痛腹泻等,甚至出现大小便失禁。

E(Exposure):皮肤潮红、瘙痒,继而出现广泛的红色斑丘疹、荨麻疹或血管神经性水肿。

根据其临床表现,可分成以下4级:

Ⅰ级:仅表现为皮肤潮红、出现红色斑丘疹、荨麻疹(图9-1)。

Ⅱ级:除皮肤症状外,循环、呼吸、胃肠道系统至少出现一项症状(如低血压、心动过速、呼吸困难、恶心呕吐等),但尚不危及生命。

Ⅲ级:除皮肤症状外,出现以下一项或多项危及生命的症状:循环衰竭、心律失常、支气管痉挛以及严重胃肠功能紊乱。

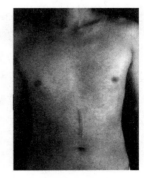

图9-1　过敏性休克皮疹

Ⅳ级:出现心脏停搏。

围术期过敏性休克的诊断包括以下几点:

(1)典型的临床表现:ABCDE;上述表现可以同时或先后出现,也可以其中某一表现为主。

(2)皮肤试验:过敏反应发生后4~6周机体恢复正常后完成可疑药物或物质的皮肤点刺或皮内注射试验,以确定具体的过敏原。

(3)血清检测组胺、类胰蛋白酶升高,特异性IgE抗体阳性。

(4)嗜碱性粒细胞活化试验是近年开始应用的变态反应学检查方法,可检测出被变应原激活的嗜碱性粒细胞。

3.急诊处理

急诊处理分为早期处理和后期处理。

早期处理:

(1)立即停用所有可能引起过敏性休克的药物。

(2)呼救,并记录时间。

(3)保持气道通畅,给氧;吸入沙丁胺醇或异丙托溴铵缓解支气管痉挛;必要时气管插管、机械通气。

(4)如果出现低血压,维持血流动力学稳定,可抬高患者下肢。

(5)尽早使用肾上腺素:肾上腺素的 β_2 受体激动作用可缓解支气管痉挛,α受体激动作用可收缩皮肤、黏膜、内脏血管,增加心排血量,使血压升高,并可抑制炎症介质的释放。初始剂量是静脉推注 $30\sim50\mu g$，每 $5\sim10min$ 可重复注射，必要时按 $1\sim10\mu g/min$ 的速度静脉输注。

（6）若出现心脏骤停，根据 ACLS 指南立即进行心肺复苏。

（7）补充血容量，快速输注电解质溶液。

后期处理：

（1）扑尔敏 10mg 静脉推注（成人）

（2）氢化可的松 200mg 静脉推注（成人）。

（3）若使用肾上腺素后仍持续低血压，可在有经验的麻醉科医师指导下使用其他血管活性药物，如去甲肾上腺素、间羟胺等。

（4）处理持续的支气管痉挛：沙丁胺醇静脉输注或异丙托溴铵喷雾。

（5）转运患者至重症监护室（intensive care unit，ICU）。

（6）测定血液中肥大细胞、类胰蛋白酶。

四、教学设置

目标人员：麻醉科住院医师和专科医师、手术室护士以及相关带教老师。

情景设定：手术室。

预计病例运行时间：$15\sim20min$。

引导性反馈时间：20min。

五、情景病例运行（表 9-1）

监测显示（模拟人生命体征）：心电图，血压（BP，mmHg），有创动脉血压（ABP，mmHg），心率（HR，次/min），呼吸频率（RR，次/min），血氧饱和度（SpO_2），体温（T，℃），气道压（PEAK，cmH_2O），呼气末二氧化碳分压（$PETCO_2$，mmHg）。

表 9-1　情景病例运行

情景/时间	监护仪显示	患者状态（模拟人）	学员的反应和（或）干预	辅助情节（线索/提示）
情景一（初始情况）	BP 147/75 HR 78 RR 12 SpO_2 98% T 36.7	患者神志清、稍感紧张	检查仪器，准备药品。向患者介绍自己及在场医师，三方核对，病史询问	患者诉既往青霉素过敏
情景二（麻醉诱导、气管插管）	BP 67/35 HR 110 RR 12 SpO_2 90% T 36.5 $PETCO_2$ 20	患者处于全麻气管插管状态	丙泊酚、芬太尼、罗库溴铵静脉推注，2min 后顺利插入普通气管导管，连接麻醉机行机械通气	插管后机械通气，容量控制 Vt 8ml/kg，发现气道压 $36cmH_2O$

情景/时间	监护仪显示	患者状态（模拟人）	学员的反应和（或）干预	辅助情节（线索/提示）
情景三（病情恶化）	BP 50/30 HR 130 RR 12 SpO$_2$ 80% T 36.5 PEAK 35 PETCO$_2$ 15	患者处于全麻气管插管状态，皮肤斑丘疹	排除机械原因引起的气道压升高，听诊双肺哮鸣音，识别过敏性休克。 ①呼叫上级医生，记录时间。给纯氧、加快输液。 ②肾上腺素 30～50μg 静脉推注（每 5～10min 可重复给药，并可以 1～10μg/min 的速度持续静脉输注。 ③沙丁胺醇经气管导管喷入（可重复给药）。 ④建立 ABP，开通深静脉。 ⑤查血气、电解质	辅助检查：血气分析 pH 7.233，PaCO$_2$ 57.6mmHg，PaO$_2$ 78.9mmHg，K$^+$ 3.7 mmol/L，Na$^+$ 142mmol/L，Ca^{2+} 1.30mmol/L
情景四（后期处理）	ABP 65/35 HR 125 RR 12 SpO$_2$ 90% T 36.5 PEAK 24 PETCO$_2$ 18	患者处于全麻气管插管状态，皮肤斑丘疹	进一步治疗： ①予扑尔敏 10mg 静脉推注。 ②氢化可的松 200mg 静脉推注	无
情景五（病情稳定）	ABP 95/50 HR 90 RR 12 SpO$_2$ 98% T 36.7 PEAK 20 PETCO$_2$ 39	患者处于全麻气管插管状态，皮肤斑丘疹开始消退	与外科医师沟通，停止手术，送 ICU。查血气分析、电解质、血常规，查血中组胺、类胰蛋白酶、IgE 抗体，6 周后对各类药物进行皮肤试验。 分析引起过敏性休克的原因，交代可疑药物清单。 汇报药事和医务部门。 与家属沟通情况	分析原因：麻醉药物引起的过敏反应，首先考虑肌松药

六、教学反馈

1. 关键点：该患者全麻诱导后出现血压低、心率快等血流动力学改变可考虑什么原因？

麻醉药的作用、过敏性休克、肺栓塞等。

2. 关键点：患者气道压高可考虑哪些原因？

导管扭曲折叠、支气管插管（导管插入过深）、导管内痰栓、呼吸机机械原因、肥胖、（张力性）气胸、哮喘发作、过敏性休克等。

3. 关键点：该患者全麻诱导后出现血压低、心率快、气道压高，首先考虑什么？

过敏性休克。

4. 关键点：麻醉相关过敏性休克的过敏原首先考虑什么？

肌松药。

5. 关键点：处理过敏性休克应尽早使用的药物是什么？

肾上腺素。

6. 关键点：与整个团队是否有良好沟通？

外科医师和护士是否意识到患者存在的问题并对麻醉医师的处理提供帮助。

7. 关键点：应该如何减少过敏性休克的潜在风险？

与整个手术团队有良好沟通、术前询问患者过敏史、诱导前助手检查插管器械及药物、诱导前正确给氧、准备好血管活性药物等。

8. 关键点：不良事件的汇报和记录流程是什么？

将此例过敏反应登记备案，汇报药事和医务部门。

七、总结

这是一例因麻醉药物过敏导致过敏性休克的病例。期望学员能早期识别过敏性休克，并能采取正确的干预措施。患者出现气道压高、血压低、心率快后，能尽快分析病因，与外科医师、护理人员进行沟通，团队配合良好，并针对过敏性休克做出合理处理。强化家属沟通意识和不良事件的汇报记录意识。

附录：所需设备与药物等

设备	用药与输液
□麻醉机	□乳酸林格氏液
□监护仪	□备齐麻醉及手术所需药物
□药品车	□急救药物（标签）
□外科手术台（铺了无菌单及器材包）	□……
□吸引器	
□一般性防护设备	文档表格
□……	□患者信息卡（空白）
	□医嘱
	□数据收集表格
	□知情同意书
	可用的辅助检查
	□血气分析等

参考文献

［1］吴新民,薛张纲,王俊科,等.围术期过敏反应诊治的专家共识［J］.中国继续医学教育,2011,3(10):129-130.

［2］Association of Anaesthetists of Great Britain and Ireland. Suspected anaphylactic reactions associated with anaesthesia［J］. Anaesthesia, 2009, 64 (2):199-211.

［3］Dewachter P, Mouton-Faivre C, Emala W C. Anaphylaxis and anesthesia:controversies and new insights［J］. Anesthesiology,2009,111(5): 1141-1150.

（王亚、程宝莉）

第十章 术中恶性高热

一、临床案例设置

姓名：HPS　　　　　性别：男

年龄：34 岁　　　　职业：个体户

教育程度：大专　　　宗教信仰：无

情景设置：患者因"左下肢疼痛伴行走不能 1d"入院。1d 前，患者骑自行车车跌倒后出现左侧小腿疼痛及肿胀，伴行走不能，无畏寒发热等不适，急诊 X 线片提示"左侧胫腓骨骨折"，遂收住入院拟行"左胫腓骨切开复位内固定术"。

既往病史无殊。

二、教学目标

1. 识别术中恶性高热，掌握术中恶性高热的危机管理。

2. 培养急救意识、临床决策、任务管理以及团队协作能力，提高临床胜任力。

三、背景知识

恶性高热（malignant hyperthermia，MH）是一种与麻醉药刺激有关的全身骨骼肌代谢紊乱状态，主要由吸入麻醉药和去极化肌松药诱发，表现为骨骼肌高代谢状态，并发体温急剧上升和进行性循环衰竭等代谢亢进危象。

1. 病因

目前认为，恶性高热的发病机制是骨骼肌肌浆网钙释放通道异常，为肌细胞钙离子失控性升高，消耗大量三磷酸腺苷（adenosine triphosphate，ATP），使机体耗氧大量增加，CO_2 的产生增加。此外，肌强直使体温快速上升，机体出现低氧血症和代谢性酸中毒，肌红蛋白、肌酸激酶、血钾、乳酸水平明显增高，甚至出现急性肾损伤。这种骨骼肌肌浆网钙释放通道异常多由吸入性麻醉药和去极化肌松药触发。它是一种常染色体显性遗传疾病，麻醉并发恶性高热的发生率在 1/50000～1/100000，若存在遗传基础，则其发生率可高达 1/3000。

2. 临床表现与诊断

（1）引发恶性高热的药物：吸入性麻醉药和琥珀胆碱。

（2）早期症状：①机体代谢：二氧化碳产生增加（呼气末二氧化碳分压增加；若患者处于自主呼吸状态，则出现呼吸急促）；体温以≥0.5℃/15min 的速度上升，且≥38.8℃；氧气消耗增加；代谢性酸中毒合并呼吸性酸中毒；大量出汗；皮肤斑丘疹。②心血管：心动过速、心律失常、动脉血压不稳定。③肌肉：若使用琥珀胆碱，则出现骨骼肌痉挛、肌强直。

（3）后期症状：高钾血症；体温快速升高；肌酸磷酸激酶明显升高；肌红蛋白明显升高、肌红蛋白尿；恶性心律失常及心脏停搏；弥散性血管内凝血（disseminated intravascular coagulation，DIC）。

（4）基因和病理诊断：对疑似 MH 患者术后应做基因诊断。基因诊断阴性者取股外侧肌活检做咖啡因-氟烷挛缩试验以确诊 MH。MH 患者的家属和患有肌肉疾病的患者也应是基因诊断的重点对象。

鉴别诊断：麻醉深度或镇痛不足，感染或脓毒症，通气不足，麻醉机故障，过敏反应，嗜铬细胞瘤，甲状腺危象，脑缺血，神经肌肉疾病，腔镜手术引起的呼气末二氧化碳分压升高，服用毒品，神经安定药恶性综合征。

3.急诊处理（即刻处理）

（1）停用所有可引发恶性高热的药物，使用高流量纯氧进行过度通气（＞10L/min），启动应急反应系统，呼救，使用全身静脉麻醉，终止或暂缓手术。

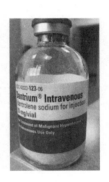

（2）使用丹曲林（图 10-1）：静脉输注丹曲林 2mg/kg。丹曲林需要反复输注，直至心肺情况稳定，最终的使用剂量会超过其最大剂量（7mg/kg）。病情稳定后至少继续静脉输注丹曲林 24h（连续点滴或 1～2mg/kg q6h）。待病情完全控制后可改用口服丹曲林数天。25％的患者度过开始的危险期后在数小时后会再次发生高热，如果不及时静脉输注丹曲林仍有死亡的危险，故术后 24h 内需继续使用丹曲林。

10-1　丹曲林药品

（3）监护：继续常规监护（心电图、血氧饱和度、血压、呼气末二氧化碳分压），监测核心体温，确保外周静脉通畅。动脉、深静脉置管及导尿。监测血钾、血清肌酸磷酸激酶、血气、肌红蛋白和血糖；监测肝肾功能及凝血功能情况。检查是否存在骨筋膜室综合征。在重症监护室（ICU）或麻醉后恢复室（postanesthesia care unit，PACU）对患者监护 24h 以上。

（4）降温：①静脉输注 2000～3000ml 冰盐水（4℃）；②体表降温：使用湿冷的毯子、电扇，或将冰块放在腋窝、腹股沟处；③降低环境温度。当体温＜38.5℃时可停止降温。

（5）治疗高钾血症：输注胰岛素，使用氯化钙，必要时血液透析。

（6）治疗酸中毒：过度通气，当 pH<7.2 时，给予碳酸氢钠。

（7）治疗心律失常：使用胺碘酮，β 受体阻滞剂等，避免使用钙离子通道阻滞剂。

（8）保持尿量＞2ml/（kg·h）：使用呋塞米、甘露醇、补液（晶体液）等。

四、教学设置

目标人员：麻醉科住院医师和专科医师、手术室护士以及相关带教老师。

情景设定：手术室。

预计病例运行时间：15～20min。

引导性反馈时间：20min。

五、情景病例运行（表 10-1）

监测显示（模拟人生命体征）：心电图，血压（BP，mmHg），有创动脉血压（ABP，mmHg），心率（HR，次/min），呼吸频率（RR，次/min），血氧饱和度（SpO$_2$），体温（T，℃），呼气末二氧化碳分压（PETCO$_2$，mmHg）。

表 10-1　情景病例运行

情景/ 时间	监护仪显示	患者状态 （模拟人）	学员的反应和 （或）干预	辅助情节 （线索/提示）
情景一 （初始 情况）	BP 110/70 HR 85 RR 16 SpO$_2$ 98% T 36.7	患者神志清， 安静	检查仪器，准备药品。 向患者介绍自己及在场 医师，三方核对，病史 询问	无特殊病史补充
情景二 （麻醉 诱导及 维持）	BP 100/80 HR 73 RR 16 SpO$_2$ 100% T 36.7 PETCO$_2$ 37	患者进入麻 醉状态	芬太尼、丙泊酚、琥珀胆 碱诱导，肌颤约持续 30s；气管插管；麻醉维 持使用异氟醚吸入＋丙 泊酚	插管成功后，手术前为加 深麻醉，追加琥珀胆碱
情景三 （病情 变化）	BP 142/92 HR 122 RR 12 SpO$_2$ 100% T 38.8 PETCO$_2$ 65	麻醉 1h 后， 患者体温逐 渐上升至 38.8℃	发现患者体温升高，心 率加快，予对症处理，如 加深麻醉	

情景/时间	监护仪显示	患者状态（模拟人）	学员的反应和（或）干预	辅助情节（线索/提示）
情景四（病情恶化）	BP 70/40 HR 162 RR 12 SpO₂ 95% PETCO₂ 115 T 41.6	患者身体烫手	识别恶性高热：①停用所有可引发恶性高热的药物；②更换麻醉机，使用高流量纯氧（>10 L/min），麻醉呼吸管两端分别安装活性炭过滤器；③启动应急反应系统，呼救；④改用全身静脉麻醉；⑤丹曲林2mg/kg 静脉输注；⑥建立 ABP，开通深静脉，输注冰盐水（4℃）；⑦体表降温，体外循环或血透；⑧查血气、凝血功能、电解质、肝肾功能、尿常规、肌酸磷酸激酶、血肌原蛋白、尿肌原蛋白；⑨血管活性药物支持	继续该阶段处理直到病情稳定，请上级医师加入帮助处理病情
情景五（继续处理阶段）	ABP 80/45 HR 135 RR 12 SpO₂ 96% PETCO₂ 80 T 39.6	患者身体烫手。肌肉（咬肌）紧	使用胰岛素＋葡萄糖处理高血钾；②过度通气，增加潮气量和频率；使用碳酸氢钠；③胺碘酮/β受体阻滞剂抗心律失常及控制心室率；④利尿、补液；⑤丹曲林2mg/kg 再次静脉输注	辅助检查：血气分析结果 pH 7.09，PaCO₂ 83.3 mmHg，PaO₂ 65mmHg，HCO₃⁻ 23.9 mmol/L，BE －5mmol/L；心肌酶：CK 6222U/L，CKMB 241U/L，K⁺ 6.4mmol/L，Ca²⁺ 1.85 mmol/L；肾功能正常；尿常规示：潜血＋＋＋，蛋白＋＋＋；凝血功能：PT 20.1s

续表

情景/时间	监护仪显示	患者状态（模拟人）	学员的反应和（或）干预	辅助情节（线索/提示）
情景六（病情稳定）	ABP 95/59 HR 116 RR 12 SpO$_2$ 98% PETCO$_2$ 45 T 36.6	患者体温下降,生命体征趋于平稳	分析发生恶性高热的原因。 与外科医师沟通,结束手术,送ICU。 与ICU交班:病情稳定后继续使用丹曲林 1～2mg/kg q6h 24h;待病情完全控制后可改用口服丹曲林数天;复查各项血液指标,后期可行基因和病理诊断	分析原因:琥珀胆碱及吸入性麻醉药使用引起的恶性高热。考虑和家属沟通

六、教学反馈

1. 关键点:引起恶性高热的常见药物是什么?

琥珀胆碱和吸入性麻醉药。

2. 关键点:恶性高热的主要临床表现是什么?

肌肉(咬肌)紧,体温高,PETCO$_2$ 高,高钾血症,肌红蛋白血症。

3. 关键点:治疗恶性高热的药物是什么?

丹曲林。病情稳定后至少继续静脉输注丹曲林 24h。

4. 关键点:治疗恶性高热除了使用丹曲林外,还需注意什么?

停用一切可引起恶性高热的药物,改为全凭静脉麻醉;监护;对症支持治疗,包括降温、治疗高钾血症、治疗酸中毒、保持肾脏灌注、抗心律失常等。

5. 关键点:与整个团队是否有良好沟通?

外科医师和护士是否意识到患者存在的问题并对麻醉医师的处理提供帮助(物理降温、取药、停止手术等)。

6. 关键点:何种情况需要行基因和病理诊断?

对疑似 MH 患者术后做基因诊断,基因诊断阴性者取股外侧肌活检做咖啡因-氟烷挛缩试验以确诊 MH。MH 患者的家属和患有肌肉疾病的患者也应是基因诊断的重点对象。

7. 关键点:如何减少诊疗过程中的潜在风险?

充分认识恶性高热,并掌握其处理方法。术前详细询问相关病史和家族史。与整个手术团队有良好沟通,团队成员配合,积极分析原因,配备丹曲林,准备抗心律失常药物、血管活性药物等。

七、总结

此病例为一位麻醉状态下出现恶性高热的患者。期望学员能掌握恶性高热的识别，认识到使用琥珀胆碱及吸入性麻醉药是麻醉中引发恶性高热的常见诱因，并能够熟练掌握恶性高热的处理方法。学员需深刻认识到团队合作的重要性，术中需与外科医师及护理人员进行良好的沟通配合，共同处理危机状况。

附录：所需设备与药物等

设备	用药与输液
□麻醉机	□乳酸林格氏液
□监护仪	□备齐麻醉及手术所需药物
□药品车	□急救药物（标签）
□外科手术台（铺了无菌单及器材包）	□丹曲林
□吸引器	□……
□一般性防护设备	
□……	文档表格
	□患者信息卡（空白）
	□医嘱
	□数据收集表格
	□知情同意书
	可用的辅助检查
	□血气分析、心肌酶谱、凝血功能、肝肾功能等

参考文献

[1]郭曲练,姚尚龙.临床麻醉学[M].3 版.北京：人民卫生出版社,2015.

[2]Rosero E B,Adesanya A O,Timaran C H,et al. Trends and outcome of malignant hyperthermia on the United States, 2000 to 2005［J］. Anesthesiology, 2009,110(1):89-94.

[3]Glahn K P E,Ellis F R,Halsall P J,et al. Recognizing and managing a malignant hyperthermia crisis: guidelines from the European Malignant Hyperthermia Group[J]. British Journal of Anaesthesia,2010,105(4):417-420.

［4］Safety Committee of Japanese Societyod Anesthesiologists. JSA guideline for the management of malignant hyperthermia crisis 2016［J］. J anesth,2017,31(2):307-317.

（褚丽花、谢郭豪、严美娟）

第十一章 困难气道

一、临床案例设置

姓名：HPS　　　　　　　性别：男

年龄：70 岁　　　　　　职业：退休

教育程度：高中　　　　宗教信仰：无

情景设置：患者因"发现结肠占位 1 月"入院，诊断为"结肠占位"。身高165cm，体重 70kg，患者无腹痛、腹泻，无便血，无肛门停止排气排便，无恶心呕吐，无消瘦等不适，入院后拟行手术切除治疗。术前查体：神志清，一般情况好，无明显阳性体征。

既往颈椎病病史，余无殊。

二、教学目标

1. 识别困难气道，掌握术中困难气道的危机管理。

2. 培养急救意识、临床决策、任务管理以及团队协作能力，提高临床胜任力。

三、背景知识

困难气道（difficult airway）是指具有 5 年以上临床麻醉经验的麻醉医师在面罩通气时或气管插管时遇到了困难或两者兼有的一种临床情况。困难气道分为困难面罩通气和困难气管插管。困难面罩通气（difficult mask ventilation，DMV）是指有经验的麻醉医师在无他人帮助的情况下，经过多次或超过一分钟的尝试，仍不能获得有效的面罩通气，以至于患者氧合不足。根据通气的难易程度分为四级，1～2 级可获得良好通气，3～4 级为困难面罩通气（表 11-1）。困难气管插管（difficult intubation）是指无论是否存在气管病理改变，气管插管需要三次以上尝试。通过 Mallampati 分级，对患者的气道进行评估。Mallampati分级是指患者坐在麻醉医师面前，用力伸舌至最大限度（不发音），根据所能看到的咽部结构进行分级（图 11-1），分级越高提示插管越困难。根据有无困难面罩通气将困难气道又分为非紧急气道和紧急气道。仅有气管插管困难无面罩通气困难的为非紧急气道。若存在面罩通气困难，即为紧急气道。根据麻醉前的气道评估情况将困难气道分为已预料的困难气道和未预料的困难气道。已预料的困难气道是指术前病史和检查已经明确或可疑存在气道问题,前者包括明确困难气道史、严重烧伤瘢痕、重度阻塞性睡眠呼吸暂停综合征等。当麻醉前评估时未发现困难气道,而全麻诱导后出现困难气道,此类患者为未预料的困难气道,也是产生紧急气道的常见原因。

表 11-1 面罩通气分级

分级	定义	描述
1 级	通气顺畅	单手扣面罩即可获得良好通气
2 级	轻微受阻	置入口咽和(或)鼻咽通气道单手扣面罩;或单人双手托下颌扣紧面罩同时打开麻醉机呼吸器,即可获得良好通气
3 级	显著受阻	以上方法无法获得良好通气,需要双人加压辅助通气,能够维持氧饱和度≥90%
4 级	通气失败	双人加压辅助通气下不能维持氧饱和度≥90%

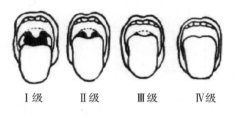

Ⅰ级　　　Ⅱ级　　　Ⅲ级　　　Ⅳ级

图 11-1 Mallampati 张口度分级

困难气道的综合处理流程如图 11-2 所示,各个环节的具体处理如下:

(1)评估气道类型。术前对患者的气道进行评估,分为困难气道和"正常"气道,由此而对患者进行不同的准备。

(2)预充氧。无论是否评估为困难气道,都应在麻醉诱导或建立人工气道前给予"预充氧"或"去氮给氧",从而显著延长患者呼吸暂停到出现低氧血症的时间。

(3)诱导方式。诱导方式主要包括三种,即清醒镇静表面麻醉、保留自主呼吸的浅麻醉和全麻诱导。清醒镇静表面麻醉适用于困难气道患者。对于可疑的困难气道患者,可根据操作者不同的技术水平和条件选择清醒镇静表面麻醉或保留自主呼吸的浅麻醉。对于"正常"气道患者则可选用全麻诱导。

(4)面罩通气分级。面罩通气困难分为四级,1~2 级可获得良好通气,3~4级为困难面罩通气(表 11-1)。判断面罩通气分级的核心是三项中间指标(手握气囊的阻力、胸腹起伏、呼气末二氧化碳分压波形)和脉搏血氧饱和度,以单人努力能否维持良好通气(表 11-1)作为区分 1～2 级与 3～4 级的关键,而 3 级与 4 级的区别在于能否维持血氧饱和度在 90％以上。对于"正常"气道,大部分患者经单手扣面罩即可获得良好的通气,若不能,可采用口咽和(或)鼻咽通气道配合单手扣面罩,或采用双手托下颌扣面罩同时机械通气的方法。如果以上方法仍不能维持良好通气,那么需要立即请求帮助,置入口咽或鼻咽通气道,由双人四手、用力托下颌扣面罩行双人加压辅助通气。面罩通气分级 3 级,经双人加压辅助通气仍无法获得良好通气者,以及面罩通气分级 4 级者,按照紧急气道处理流程处理(图 11-2)。

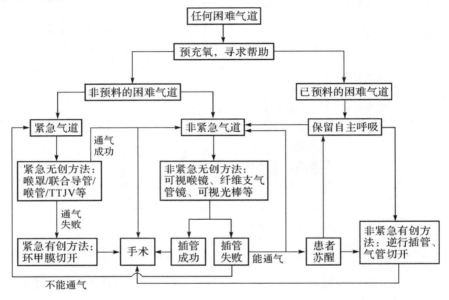

图 11-2 困难气道处理流程

(5)喉镜显露分级。喉镜显露分级是评判是否为困难气道的有效方法(图 11-3)。

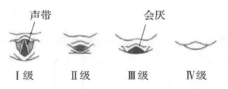

图 11-3 喉镜显露分级

(6)建立气道的方法。困难气道患者首选非紧急无创方法,但有明确困难气道处理失败史、上呼吸道巨大脓肿等患者,可直接采用非紧急有创方法建立气道。经保留自主呼吸的浅麻醉患者,可采用喉镜显露分级,若为Ⅰ～Ⅱ级可改全麻诱导或直接气管插管;若为Ⅲ～Ⅳ级,需改清醒镇静表面麻醉下气管插管。

（7）判断。可通过呼气末二氧化碳分压监测、肉眼或喉镜、纤维支气管镜下看见气管导管进入声门等方法帮助确认气道建立的有效性。

（8）最终处理。清醒镇静患者及保留自主呼吸的浅麻醉患者,若多次尝试插管失败,应采用非紧急有创方法建立气道。接受常规全麻诱导者,若为紧急气道,应采用紧急有创方法建立气道;若为非紧急气道但多次气管插管失败,急诊手术患者应采用非紧急有创方法建立气道,择期手术患者则较少采用有创方式建立气道,通常选择清醒后行清醒镇静表面麻醉下气管插管,或在面罩或喉罩全麻、神经阻滞、局麻等方法下进行手术。

四、教学设置

目标人员:麻醉科住院医师和专科医师、手术室护士以及相关带教老师。

情景设定:手术室。

预计病例运行时间:15～20min。

引导性反馈时间:20min。

五、情景病例运行（表 11-2）

监测显示（模拟人生命体征）:心电图,血压（BP,mmHg）,心率（HR,次/min）,呼吸频率（RR,次/min）,血氧饱和度（SpO_2）,体温（T,℃）,呼气末二氧化碳分压（$PETCO_2$,mmHg）。

表 11-2　情景病例运行

情景/ 时间	监护仪显示	患者状态 （模拟人）	学员的反应和 （或）干预	辅助情节 （线索/提示）
情景一 （初始 情况）	BP 150/90 HR 76 RR 15 SpO_2 98% T 36.7	患者神志清、稍感 紧张	检查仪器,准备药品。向患者介绍自己及在场医师,三方核对,询问病史,评估气道	未发现困难气道
情景二 （麻醉 诱导）	BP 105/70 HR 80 RR 12 SpO_2 100% T 36.7	患者麻醉状态	去氮给氧,静脉咪达唑仑、异丙酚、芬太尼、维库溴铵、阿托品诱导,面罩加压给氧	无

续表

情景/时间	监护仪显示	患者状态（模拟人）	学员的反应和（或）干预	辅助情节（线索/提示）
情景三（直接喉镜气管插管）	BP 130/85 HR 89 RR 12 SpO$_2$ 90% T 36.5	患者插管两次失败后血氧饱和度下降至90%，给予面罩加压给氧后，血氧饱和度可上升至95%	第一次插管，喉镜置入后可见会厌肥大，无法挑起；压迫环状软骨仍无法暴露声门，盲探失败。第二次插管，同第一次，失败。唤上级医生，改可视喉镜	继续使用直接喉镜，气管插管继续失败，改可视喉镜
情景四（可视喉镜气管插管）	BP 145/91 HR 98 RR 12 SpO$_2$ 100% T 36.5	两次插管失败予面罩通气后，血氧饱和度上升至100%；可视喉镜插管成功，PETCO$_2$ 50mmHg，调整参数机械通气，PETCO$_2$下降至35~40mmHg	可视喉镜下可看见声门，予直视下气管插管成功。根据患者情况，调整呼吸机参数	可视喉镜插管成功，PETCO$_2$ 50mmHg
情景五（病情稳定）	BP 132/75 HR 70 RR 12 SpO$_2$ 100% T 36.5	气管插管成功，辅助通气	继续监测生命体征，完成手术。分析改进因素	改进因素：术前评估可进行喉镜显露分级

六、教学反馈

1.关键点：该患者属于何种类型困难气道？

困难气管插管、未预料的困难气道、非紧急气道。

2.关键点：若为紧急气道，该如何处理？

先采用紧急无创方法，如喉罩/喉镜插管一次等，若通气继续失败，可用紧急有创方法（环甲膜切开）。

3.关键点：麻醉前气道评估应注意哪些问题？

病史询问、分析是否存在困难气道高危因素、对患者进行体检（Mallampati分级、张口度、甲颏距离、颞颌关节活动度、头颈部活动度、喉镜显露分级）等。

4.关键点：直视喉镜气管插管失败后，可用的其他无创方法还有哪些？

可视喉镜、纤维支气管镜、探条、光棒、可视光棒、喉罩等。

5.关键点：与整个团队是否有良好沟通？

外科医师和护士是否意识到我们存在的问题并提供帮助（帮助插管、是否呼叫上级医生等)。

6.关键点:怎么减少潜在风险?

与整个手术团队有良好沟通,团队成员配合插管,诱导前助手检查插管器械及药物,诱导前正确预给氧,准备好血管活性药物等。

七、总结

此病例为一位因结肠肿瘤于全麻下行结肠癌根治术的患者,诱导后出现未预料的困难气道。期望学员通过学习能掌握麻醉前气道评估,识别并正确处理困难气道。同时能与团队成员之间进行有效沟通、分析原因,进行良好的团队配合。

附录:所需设备与药物等

设备	用药与输液
□麻醉机	□乳酸林格氏液
□监护仪	□备齐麻醉及手术所需药物
□药品车	□急救药物(标签)
□外科手术台(铺了无菌单及器材包)	□……
□吸引器	
□一般性防护设备	文档表格
□直视喉镜	□患者信息卡(空白)
□可视喉镜	□医嘱
□纤维支气管镜、可视光棒	□数据收集表格
□环甲膜切开包	□知情同意书
□……	
	可用的辅助检查
	□无

参考文献

[1]于布为,吴新民,左明章,等.困难气道管理指南[J].临床麻醉学杂志,2013,29(1):93-98.

[2]郭曲练,姚尚龙.临床麻醉学[M].3版.北京:人民卫生出版社,2015.

[3]田鸣,左张明,邓小明,等.困难气道处理快捷指南[J].中国继续医学教育,2011,3(10):103-107.

(叶慧、谢郭豪)

第十二章 围术期肺栓塞

一、临床案例设置

姓名：HPS   性别：男

年龄：55 岁   职业：务农

教育程度：初中   宗教信仰：无

情景设置：患者因"上腹部不适 1 年余"入院，诊断为"胃癌"。于 3d 前接受胃癌根治术，手术经过顺利，术后进入恢复室，45min 后返回病房。术后因切口疼痛及乏力，患者一直未下床活动。术后第 3 天上午，患者首次起床并在家属搀扶下行走，当患者在病区走廊行走大约 20m 距离后，突发胸闷气急，伴晕厥，被家属抬到病床上后意识恢复。查体：BP 85/50mmHg，HR 120 次/min，RR 26 次/min，口唇发绀，双肺可闻及散在湿啰音，肺动脉瓣听诊区第 2 心音亢进。

既往病史无特殊。

二、教学目标

1. 识别肺栓塞，掌握肺栓塞的危机管理。

2. 培养急救意识、临床决策、任务管理以及团队协作能力，提高临床胜任力。

三、背景知识

肺栓塞（pulmonary embolism）是常见的内科急症，同时也是常见的术后并发症，是三大致死性心血管疾病之一。肺血栓栓塞症是最常见的肺栓塞类型，由来自静脉系统或右心的血栓阻塞肺动脉或其分支所致。因急性肺栓塞起病急，病情可突然加重，造成急性心功能衰竭、低氧血症等情况，其病死率较高，甚至部分急性肺栓塞患者在死亡时仍未能确诊。

肺栓塞的临床表现多样，呼吸困难、胸痛、咯血是肺栓塞的常见表现，但并非所有患者都有上述症状，这也是肺栓塞难以被临床医师识别的原因。目前 CT 肺动脉造影是肺栓塞诊断金标准，但对于难以行 CT 肺动脉造影的疑似患者，若心电图、超声心动图显示存在右心扩大、肺动脉高压，则提示可能存在肺栓塞。D-二聚体具有较高的阴性预测价值，如处于正常范围，肺栓塞可能性较小。

　　肺栓塞患者的早期死亡率取决于肺栓塞危险分层。血流动力学紊乱、肺栓塞严重程度指数[PESI 及简化版 PESI(sPESI)，见表 12-1]、右心室功能不全及心肌标志物等指标水平可区别肺栓塞患者为低危、中危(中低危、中高危)和高危。

　　肺栓塞的治疗也与危险分层相关。对于高危、部分中高危及其他抗凝治疗后病情恶化的肺栓塞患者，溶栓是最重要的治疗方式；在溶栓失败或存在溶栓禁忌的情况下，可考虑外科肺动脉血栓切除术或经导管介入碎栓。在肺栓塞诊疗过程中最重要的是寻找肺栓塞的病因，即肺栓塞的危险因素。最常见的危险因素为长期静卧，如术后卧床等；此外还有肿瘤、自身免疫病、肾病综合征及特殊用药史等因素。如能解除肺栓塞的病因，其诊疗过程较短；若存在肿瘤、自身免疫病等难以解除的危险因素，则肺栓塞可反复发作，甚至需终生抗凝。

表 12-1　原始及简化版肺栓塞严重程度指数(PESI)

指　标	PESI	sPESI
年龄	以年龄为分数	1 分(＞80 岁)
男性	10 分	—
癌症	30 分	1 分
慢性心力衰竭	10 分	1 分
慢性肺部疾病	10 分	1 分
脉搏≥110 次/min	20 分	1 分
收缩压＜100mmHg	30 分	1 分
呼吸频率＞30 次/min	20 分	—
体温＜36℃	20 分	—
精神状态改变	60 分	—
动脉血氧饱和度＜90%	20 分	1 分

	危险分层	30d 死亡率	总分	30d 死亡率
	Ⅰ类.总分≤65 分	0～1.6%	0 分	1.0%
	Ⅱ类.总分 66～85 分	1.7%～3.5%		
	Ⅲ类.总分 86～105 分	3.2%～7.1%	≥1 分	10.9%
	Ⅳ类.总分 106～125 分	4.0%～11.4%		
	Ⅴ类.总分＞125 分	10.0%～24.5%		

四、教学设置

目标人员:外科及内科住院医师、呼吸科专科医师、外科专科护士以及相关带教老师。

情景设定:肿瘤外科病房。

预计病例运行时间:15min。

引导性反馈时间:15min。

五、情景病例运行(表 12-2)

监测显示(模拟人生命体征):心电图,血压(BP,mmHg),心率(HR,次/min),呼吸频率(RR,次/min),血氧饱和度(SpO_2),体温(T,℃)。

表 12-2 情景病例运行

情景/时间	监护仪显示	患者状态(模拟人)	学员的反应和(或)干预	辅助情节(线索/提示)
情景一(初始情况)	BP 85/50 HR 120 RR 26 SpO_2 85% T 36.8	患者神志清,精神软,呼吸急促,说话不连贯,诉胸闷、胸痛、咳嗽	诊断:首先考虑肺栓塞。理由:患者有肺栓塞危险因素,包括恶性肿瘤、术后卧床等;急性起病,伴低氧血症和血流动力学紊乱。鉴别急性冠脉综合征、张力性气胸、胸主动脉夹层破裂、急性心包填塞等。予储氧面罩吸氧,制动;心电监护,血氧饱和度监护;低分子肝素抗凝;血管活性药物支持。查血常规、血气分析、肝肾功能、凝血功能、心肌酶谱等,床边心电图、胸片、心超、双下肢B超。请呼吸科会诊	辅助检查:血气分析 pH 7.460,PaO_2 68mmHg,$PaCO_2$ 30mmHg,SaO_2 88.6%,HCO_3^- 22mmol/L;血常规:WBC $4.9×10^9$/L,Hb 134g/L,PLT $189×10^9$/L;肝功能:ALT 38U/L,AST 35U/L;肾功能:SCR 56μmol/L,BUN 5.4mmol/L;凝血功能:PT 13.8s,INR 1.02,D-二聚体 2290μg/L;心肌酶谱:CK<20U/L、CKMB 37U/L、cTnI 0.01 ng/ml;BNP 80μg/ml。肿瘤标志物正常。床边心电图示:窦性心动过速,右束支传导阻滞。床边胸片示:未见明显异常。床边超声心动图示:右心室扩大,肺动脉压力增高。双下肢B超示:下肢静脉未探及明显血栓

情景/时间	监护仪显示	患者状态（模拟人）	学员的反应和（或）干预	辅助情节（线索/提示）
情景二（气管插管）	BP 98/53 HR 115 RR 22 SpO$_2$ 90% T 36.8	患者神志清，精神软，呼吸急促，诉仍胸闷、胸痛、咳嗽	准备气管插管工具；给予咪达唑仑镇静；患者意识丧失后，给予面罩加压通气；可视喉镜下暴露声门，插入气管导管，接呼吸球囊辅助通气	会诊意见：呼吸科医师会诊后考虑急性肺栓塞，建议继续抗凝治疗，并建议行气管插管呼吸机支持以及CT肺血管造影
情景三（生命体征趋于稳定）	BP 92/48 HR 110 RR 10（控制呼吸） SpO$_2$ 93% T 36.9	患者深度镇静状态，小剂量多巴胺维持下，收缩压在 90～100 mmHg 范围内波动	患者生命体征较前稳定，根据 PESI 判断该患者为高危患者，联系ICU，准备转运患者	ICU医生同意接收患者，要求送ICU途中先去放射科做CTPA
情景四（转运途中病情加重）	突发室速，随后发生室颤。BP 测不出 HR RR 10（控制呼吸） SpO$_2$ 测不出 T 36.3	患者意识丧失，无任何反应	呼救，立即启动抢救流程，由一名学员担任抢救小组组长，一人管理呼吸，一人胸外按压，按照 ACLS 标准流程抢救。除颤仪到位后进行除颤	接放射科电话，告知CTPA机房已准备好，随时可以检查
情景五（CPR成功）	窦性心律 BP 93/64 HR 122 RR 10（控制呼吸） SpO$_2$ 94% T 37.3	患者窦性心律	考虑患者病情危重，生命体征不稳，应减少搬运，直接送ICU，待病情稳定后再行 CTPA 检查，并建议 ICU 内进行溶栓治疗	无

六、教学反馈

1.关键点:围术期肺栓塞的栓子有哪些来源?

主要包括:来自下肢、盆腔的深静脉血栓;来自骨科手术中长骨的脂肪栓子;来自产科手术的羊水成分;来自腔镜手术人工气腹的气体栓子等。

2. 关键点:急性肺栓塞要跟哪些疾病相鉴别?

急性冠脉综合征、张力性气胸、急性心包填塞、胸主动脉夹层破裂等。

3.关键点:为明确诊断,应做哪些检查?

危险因素评估:血常规、肝肾功能等常规检查,心肌酶谱、心电图、超声心动图等心脏检查,双下肢超声、肿瘤标志物、自身抗体等病因评估。

4.关键点:出现急性肺栓塞时应如何处理?

对肺栓塞患者进行严重程度分析,分为低危、中危(中低危、中高危)、高危,确诊为肺栓塞后优先抗凝治疗,如为高危及部分中高危则需及时行溶栓治疗。

七、总结

该病例为一例典型的围术期急性肺栓塞病例,恶性肿瘤、手术、卧床是该患者的高危因素。此例肺栓塞为高危病例,氧合差、循环不稳定,转运途中又出现室颤,虽然已开始抗凝治疗,心肺复苏也非常及时,但仍有很高的死亡风险。因此,对于围术期肺栓塞建议以预防为主。应常规对手术患者进行血栓栓塞风险评估,并对高危患者采取预防措施,包括非药物性预防和药物性预防。前者包括术后早期下床活动、机械性预防措施(弹力袜等)、对于有深静脉血栓的患者放置腔静脉滤器等;后者包括预防性使用肝素、低分子肝素等。

附录:所需设备与药物等

设备	用药与输液
□病床	□低分子肝素
□监护仪	□咪达唑仑注射液
□鼻导管	□华法林
□面罩	□rtPA
□无创呼吸机	□多巴胺
□输液泵	□生理盐水
□药品车	□……
□……	
	文档表格
	□患者信息卡(空白)
	□医嘱
	□数据收集表格
	□抢救记录单
	□知情同意书
	可用的辅助检查
	□血气分析、心电图、血常规、肝功能、肾功能、超声心动图、B超等

参考文献

[1]葛均波,徐永健.内科学[M].8版.北京:人民卫生出版社,2013.

[2]Loscalzo J. Harrison's pulmonary and critical care medicine[M].北京:北京大学医学出版社,2011.

（周凌霄、谢郭豪、张浩）

第十三章 颅内高压

一、临床案例设置

姓名：HPS   性别：男

年龄：45 岁   职业：个体工商户

教育程度：高中   宗教信仰：无

情景设置：患者因"头痛呕吐 2 个月，加重伴左侧肢体乏力 1 周"入院。患者 2 个月前无明显诱因出现头痛，胀痛为主，呈持续性，偶有呕吐，呕吐物为胃内容物，无恶心感，当时未曾就诊。后头痛逐渐加重，呕吐频繁，一天数次。1 周前出现左侧肢体乏力感，可独立行走，无肢体麻木，无肢体抽搐，查头颅磁共振提示："右侧颞叶占位性病变"，入院后拟完善检查后行手术治疗。自发病来，神志清，精神软，胃纳欠佳，大小便无殊，体重无明显增减。

既往病史无殊。

二、教学目标

1. 早期识别颅内高压以及脑疝，掌握颅内高压进展为脑疝的危机管理。

2. 培养急救意识、临床决策、任务管理以及团队协作能力，提高临床胜任力。

三、背景知识

颅内高压（intracranial hypertension）是指由多种原因引起的颅内容物的总体积增加，或先天性畸形造成颅腔容积狭小时，颅内压力增高并超出其代偿范围而出现的一种常见的神经系统综合征。正常成人的颅内压维持在 $80\sim180$ mmH_2O，超过 $200mmH_2O$ 为颅内高压症；一般情况下，当颅内压超过 $250\sim300mmH_2O$ 时需要积极治疗；颅内压超过 $500mmH_2O$ 提示病情严重，随时危及生命。

1. 病因

（1）脑脊液增加：脑脊液生成过多，吸收减少，或静脉回流障碍，如梗阻性脑积水、交通性脑积水、静脉窦血栓形成等。

（2）脑血容量增加：如二氧化碳蓄积、颅内血管性疾病、下丘脑或脑干部位手术刺激。

（3）脑组织体积增加：脑外伤、炎症、脑缺血等引起的脑水肿。

（4）颅内占位性病变：颅内血肿、肿瘤、脓肿、寄生虫等。

2.临床表现与诊断

（1）头痛：是颅内高压最常见的症状，多为弥漫性钝痛，好发于晨起时或晚间，呈持续性或阵发性加重，部位多在额部及颞部，可从颈枕部向前方放射至眼眶。头痛程度随颅内压的增高而进行性加重，任何引起颅内压增高的因素，如咳嗽、排便、弯腰或低头活动等均可使疼痛加剧。

（2）呕吐：呕吐前伴或不伴恶心，常呈喷射性，头痛剧烈时呕吐症状也会加重。

（3）视物障碍：表现为视力减退甚至消失，压迫症状明显时可出现复视。眼底检查可见视神经盘充血、视神经盘水肿、静脉扩张等，但急性颅内高压可无视神经盘水肿表现。

（4）意识障碍：反应迟钝、嗜睡，甚至昏迷。

（5）癫痫发作。

（6）生命体征变化：血压升高、脉搏徐缓、呼吸慢而深，即库欣三主征。严重颅内压升高者脉搏可在每分钟 50 次以下，呼吸每分钟 10 次左右，收缩压可达 180mmHg 以上，脑疝风险极高。

（7）脑疝：颅内高压进展到一定程度，部分脑组织可被挤压，通过一些空隙进入压力相对较低的部位，即形成了脑疝。疝出的脑组织可压迫重要脑区或生命中枢，必须及时救治，否则预后极差。常见脑疝有小脑幕切迹疝（颞叶沟回疝）、枕骨大孔疝（小脑扁桃体疝）、大脑镰疝（扣带回疝）（图 13-1）。

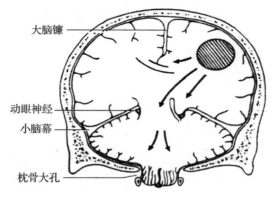

图 13-1　常见脑疝位置示意

3.治疗措施

将颅内压控制在 $250\sim300mmH_2O$ 以下；通过维持适宜的平均动脉压使脑

灌注压达到 60mmHg 以上(脑灌注压＝平均动脉压－颅内压);避免一切能够加重或促发颅内高压的不利因素。

(1)一般处理:①密切关注患者的意识、瞳孔、血压、呼吸、脉搏及体温的变化;②适当抬高头位(15°～30°),注意其对脑灌注压的影响;③频繁呕吐者应暂禁食,头颈保持侧位,以防误吸;④保持气道通畅,及时吸氧,实时监测血氧饱和度,对意识不清及咳痰困难者考虑行气管插管或切开术,以防气道阻塞、低氧血症和高碳酸血症;⑤限制摄入液体量,同时应注意避免低血容量;⑥体温升高时,可通过物理降温及非甾体类抗炎药等控制,冰毯、冰水洗胃等降温措施也有一定疗效;⑦用轻泻剂疏通粪便,避免用力排便;不可高位灌肠,以免颅内压骤然增高。

(2)对症治疗:可应用镇静、镇痛药物,若抽搐应给予抗癫痫药物治疗,必要时给予气管插管、呼吸机辅助通气,防止呼吸抑制。

(3)脱水降颅压:可选用 3%、14.6%、23.4% 的高渗盐水、20% 甘露醇(快速滴注)、甘油果糖、利尿剂等,使用时注意监测电解质;人血清白蛋白与上述药物联合应用有一定疗效;激素对血管源性脑水肿疗效较好,但对细胞毒性脑水肿无确切疗效,甚至可能有害。

(4)病因治疗:积极治疗原发病灶,及时清除颅内血肿及坏死组织,切除脑肿瘤、寄生虫或肉芽肿等,引流脑积水或脓肿。颅内压增高进展为急性脑疝时,应分秒必争进行紧急抢救或手术处理。其中,去颅骨瓣减压手术是降低颅内压的有效手段之一。

四、教学设置

目标人员:外科住院医师、神经外科专科医师、神经外科专科护士以及相关带教老师。

情景设定:外科病房。

预计病例运行时间:15～20min。

引导性反馈时间:20min。

五、情景病例运行(表 13-1)

监测显示(模拟人生命体征):心电图,血压(BP,mmHg),心率(HR,次/min),呼吸频率(RR,次/min),血氧饱和度(SpO_2),体温(T,℃)。

表 13-1　情景病例运行

情景/时间	监护仪显示	患者状态（模拟人）	学员的反应和（或）干预	辅助情节（线索/提示）
情景一（初始情况）	BP 150/96 HR 56 RR 14 SpO$_2$ 99% T 36.5	患者神志清，精神软，痛苦貌，表情焦虑，已连接心电监护仪，诉有头部胀痛，左侧肢体乏力同前	测量生命体征。简要询问病史，完善体格检查，与患者及其家属病情谈话，下达病重通知，并予甘油果糖250ml静脉滴注脱水降颅压	查体：精神软，双侧瞳孔等大等圆，光反射灵敏，左侧肢体肌力Ⅳ级，左侧巴氏征阳性。患者及家属接受病重通知
情景二（症状加重）	BP 148/92 HR 65 RR 13 SpO$_2$ 96% T 38.6	患者诉头痛加剧，剧烈呕吐一次，喷射状，反应稍迟钝	将患者的头颈保持侧位，监测血压及血氧饱和度，再次查体，并安排急诊头颅CT检查	查体：嗜睡，配合欠佳，双侧瞳孔等大等圆，光反射稍迟钝，左侧肢体肌力粗测Ⅱ级，左侧巴氏征阳性。急诊头颅CT检查提示：右侧颞叶大片低密度病灶，颅内占位性病变，首先考虑胶质瘤，对照前片，水肿明显进展，伴中线移位
情景三（症状加重）	BP 150/94 HR 68 RR 12 SpO$_2$ 96% T 38.5	完善CT，返回病房，仍有头痛，较前稍有好转，无恶心感，嗜睡	与患者家属再次病情谈话，下达病危通知。嘱绝对卧床；抬高头位15°；予一般物理降温；20%甘露醇125ml静脉滴注；呋塞米20mg静推（甘露醇使用后）；完善术前相关检查	患者家属接受病危通知，并同意完善相关术前检查
情景四（病情恶化）	BP 160/98 HR 58 RR 10 SpO$_2$ 94% T 38.2	患者意识进一步下降，呼之不应	发现患者意识障碍，再次查体。考虑患者脑疝形成，与家属知情同意，安排急诊手术，行去颅骨瓣减压手术	查体：浅昏迷，双侧瞳孔不等大，右侧4mm，左侧2.5mm，光反射稍迟钝，左侧肢体无活动，左侧巴氏征阳性。家属同意行急诊手术
情景五（病情稳定）	BP 140/85 HR 72 RR 12 SpO$_2$ 100% T 37.8	术后联系转入监护室，气管插管，机械辅助通气，生命体征平稳，镇静状态	与家属沟通病情	待病情稳定后，再评估处理颅内占位性质，进行后续处理

六、教学反馈

1. 关键点：患者头痛加剧并出现意识障碍的原因。

病灶周围水肿急性进展、颅内压迅速增高、脑疝发生。

2. 关键点：一侧瞳孔散大的原因。

疝入的脑组织压迫中脑和大脑脚，并压迫动眼神经。

3. 关键点：脑疝类型及其临床表现。

考虑小脑幕切迹疝（颞叶疝），为幕上的脑组织（颞叶海马回、钩回）通过小脑幕切迹向幕下移位，故又称颞叶钩回疝。临床表现有：昏迷，同侧瞳孔先缩小后散大、对光反射减弱或消失，对侧肢体瘫痪、肌张力增高、腱反射亢进、病理反射阳性。若脑疝继续发展，则出现双眼球固定、散大、光反应消失，以及去大脑强直（间歇发作或持续存在的头颈过伸、角弓反张、四肢挺直并内旋等），最终患者死亡。

4. 关键点：团队内部良好的沟通与协作。

护士对患者症状变化发现及时，汇报医师及时，对医嘱的执行情况以及抢救时医护人员的合作良好等。

5. 关键点：如何减少潜在风险？

早期识别颅内高压，完善 CT 检查，并进行控制颅压治疗，发现脑疝，及时手术；团队内部沟通良好，与患者家属谈话充分，详尽告知相关风险等。

七、总结

此病例为一位颅内占位、水肿进展导致急性颅内高压、并发脑疝的患者。期望学员能识别颅内高压的典型临床表现，以及进展为脑疝的潜在危险，并做出及时正确的干预处理，包括 CT 检查、一般生命体征的维持、颅压的控制。此外，在救治过程中要注意与护理人员进行沟通以及进行良好的团队配合。

附录：所需设备与药物等

设备	用药与输液
□心电监护仪	□甘露醇
□吸引器	□甘油果糖
□药品车	□呋塞米针
□除颤仪	□急救药物
□呼吸机	□……
□气管插管相关物品	
□……	文档表格
	□患者信息卡（空白）
	□医嘱
	□数据收集表格
	□知情同意书
	可用的辅助检查
	□无

参考文献

［1］Mokri B. The monro-kellie hypothesis：applications in csf volume depletion［J］. Neurology，2001，56(12)：1746-1748.

［2］No authors. The brain trauma foundation. The american association of neurological surgeons. The joint section on neurotrauma and critical care. Use of barbiturates in the control of intracranial hypertension［J］. J Neurotrauma，2000，17(6/7)：527-530.

（严慎强、陈艳杏）

第十四章　甲状腺术后急性出血

一、临床案例设置

姓名:HSP	性别:女
年龄:33 岁	职业:职员
教育程度:本科	宗教信仰:无

情景设置:患者因"体检发现甲状腺结节半年"入院。患者半年前体检发现左侧甲状腺结节,行穿刺提示"甲状腺乳头状癌"。平素无心悸,无多食易饥,无怕热多汗,无情绪紧张、易怒,无胸闷胸痛,无呼吸困难,无发热畏寒,无头痛头晕等不适。查甲状腺功能无殊。现为求进一步治疗,来我院就诊,诊断为"甲状腺乳头状癌(左侧)",入院后行"左侧甲状腺癌根治术"治疗。手术顺利,术后返回病房。自发病来神志清,胃纳佳,大小便无殊,体重近半年来减轻 2kg。

既往病史无殊。

二、教学目标

1. 识别甲状腺术后的严重并发症,掌握甲状腺术后急性出血的危机管理。

2. 培养急救意识、临床决策、任务管理以及团队协作能力,提高临床胜任力。

三、背景知识

甲状腺是人体血供最丰富的器官之一,颈前区是一个相对封闭的狭小空间,积血 50ml 即可造成气管压迫症状,积血超过 100ml 可明显压迫气管,进而引起呼吸困难,甚至窒息。甲状腺术后出血通常发生在术后 6～8h,亦有小部分出血发生在术后 48h 或更长时间。

1. 甲状腺术后出血常见原因

(1)血管结扎线脱落:甲状腺上下动脉血管粗大,血流量大,如结扎不牢固,术后患者突然咳嗽或颈部运动,容易造成线结脱落而引发活动性出血。

(2)残留腺体创面渗血:由于残留腺体较大血管未予结扎,残留甲状腺真包膜太少而不够包埋残留腺体,使创面缝合不够严密。

(3)漏扎出血血管:在游离皮瓣时,易损伤皮下组织血管及颈前静脉,术中未见出血,未进行血管结扎,但当术后患者颈部大幅度活动、剧烈咳嗽时,血管内压力增加,没有完全封闭的血管被冲开,造成皮下出血。

(4)甲亢术前准备不充分:甲亢患者术前未有效控制基础代谢率,碘剂准备不充分,腺体未缩小变硬,血管粗大,血流丰富,术中出血严重,止血困难,更易引起术后出血。

(5)凝血功能障碍。

2.临床表现

(1)颈部疼痛肿胀,有紧迫感,进行性加重。

(2)皮下出血时会出现颈部淤血、瘀斑。

(3)严重时可出现进行性呼吸困难及三凹征,吞咽困难,声音嘶哑等。

3.紧急抢救

(1)一旦患者出现呼吸困难等上述表现,确诊为术后出血后,应立即拆除缝线,打开切口,清除血肿。皮下浅层组织出血,能找到出血点者,应立即钳夹并结扎;对于甲状腺创面内出血,应充分清除血肿,暂时缓解气管受压;无法床旁止血者,应立即送往手术室,彻底查找出血点并结扎或缝扎。

(2)清除血肿后情况未改善者,行快速气管插管。

(3)对于气管塌陷或插管困难的患者,立即行床边气管切开术。

4.保守治疗

若甲状腺术后出血较缓,颜色较暗,渗出液稀薄,呈阵发性外流,则用无菌纱布擦拭,观察渗出液为非全血状,动态观察无加重趋势,可暂行保守治疗;但须严密观察,观察期间给予止血、输液及对症处理,必要时给予输血治疗。如保守治疗无效,及时行手术治疗。

四、教学设置

目标人员:外科住院医师、普外科专科医师、外科专科护士及相关带教老师。

情景设定:外科病房

预计病例运行时间:15~20min。

引导性反馈时间:20min。

五、情景病例运行(表 14-1)

监测显示(模拟人生命体征):心电图,血压(BP,mmHg),心率(HR,次/min),呼吸频率(R,次/min),血氧饱和度(SpO_2),体温(T,℃)。

表 14-1　情景病例运行

情景/时间	监护仪显示	患者状态（模拟人）	学员的反应和（或）干预	辅助情节（线索/提示）
情景一（初始情况）	BP 146/91 HR 72 RR 13 SpO$_2$ 92% T 36.7	患者神志清、稍紧张，术后（一侧腺叶切除＋对侧次全切）4h，已予硅胶引流管负压引流	询问患者术后病情	病房护士反映患者血氧饱和度开始下降
情景二（患者躁动）	BP 152/96 HR 85 RR 20 SpO$_2$ 90% T 36.7	患者出现烦躁不安，诉颈部疼痛伴压迫感	安抚患者，关注患者生命体征并检查引流管中液体性状及患者伤口情况	患者颈部稍有肿胀，引流液内可见淡红色血性液体
情景三（呼吸困难）	BP 155/100 HR 108 RR 26 SpO$_2$ 75% T 36.5	患者明显烦躁不安，呼吸困难，面色青紫，口唇发绀	识别并处理呼吸困难，立刻准备物品，打开伤口清除血肿，止血，并汇报上级医生	清除血肿后患者仍呼吸困难，血氧饱和度未见上升，进展为呼吸暂停。若未及时处理，则将心跳呼吸均骤停
情景四（呼吸暂停）	BP 84/60 HR 126 RR 0 SpO$_2$ 60% T 36.3	患者没有反应，呼吸骤停	辅助通气，考虑气管插管或床边气管切开术。持续监测患者生命体征	若插管困难，则立刻改为气管切开术。若未行辅助通气、气管插管等操作，则发展为患者心跳停止
情景五（心跳停止）	BP 0/0 HR 0 RR 0 SpO$_2$ 测不出 T 36.3	患者无应答，呼吸心跳停止	行 CPR，并需进行气管插管等辅助通气	若 CPR 同时行气管插管，则病情趋向稳定；若仅行 CPR 及球囊面罩给气，则 1min 后患者死亡
情景六（病情稳定）	BP 102/68 HR 80 RR 18 SpO$_2$ 95% T 36.7	气管插管（或气管切开），辅助通气	考虑到插管后血流动力学的波动。分析呼吸困难原因及相应处理方式。查血气分析、电解质、血常规。与患者家属沟通病情	分析原因：术后出血压迫气管，从而导致呼吸困难

六、教学反馈

1.关键点:该患者躁动原因。

低氧血症、高碳酸血症等。

2.关键点:该患者呼吸困难的原因。

术后血肿,是否存在气管痉挛或软化、气管塌陷等,术中有无损伤双侧喉返神经等均需考虑。

3.关键点:团队协作沟通。

护士及时发现血氧饱和度下降,住院医师对患者的体格检查及患者主诉的关注度,上级医生的判断与决策等。医护人员协作行气管插管或气管切开等。

4.关键点:甲状腺术后出血并发症的预防。

甲亢患者术前应充分准备:术前控制基础代谢率,合理应用碘剂使腺体缩小。术中仔细探查,对于较大的血管尽量用丝线结扎。术后查看患者有无皮肤瘀斑及颈部肿胀,关注患者生命体征及主诉。

七、总结

此为一例甲状腺癌根治术后并发出血的病例。期望通过学习,学员能识别术后出血的临床表现并作出正确的判断及处理,包括对患者进行初步检查、交流及安抚,发现病因并及时向上级医生汇报,开展良好的团队协作,必要时行气管插管或气管切开术,以及与患者家属及时沟通交流等。

附录:所需设备与药物等

设备	用药与输液
□拆线换药包	□0.9%氯化钠溶液
□监护仪	□2%利多卡因
□硅胶引流管	□PVP碘
□负压球	□肾上腺素
□牙垫、胶布等	□……
□球囊面罩	
□5ml注射器	文档表格
□气管插管包	□患者信息卡(空白)
□喉镜盒	□医嘱
□气管导管	□数据收集表格
□石蜡油	□知情同意书
□气管切开包	
□气管套管	可用的辅助检查
□……	□无

参考文献

[1]杨卫平,邵堂雷.甲状腺手术后出血预防和处理[J].中国实用外科杂志,2012,32(5):377-379.

[2]孙辉,刘晓莉.甲状腺术后窒息原因与处理[J].中华普外科手术学杂志(电子版),2013,7(4):254-257.

[3]殷德涛,李香华,李红强,等.甲状腺术后出血的原因及处理:附8例临床分析[J].中国普通外科杂志,2015,24(11):1592-1595.

[4]Calò P G, Pisano G, Piga G, et al. Postoperative hematomas after thyroid surgery. Incidence and risk factors in our experience[J]. Ann Ital Chir, 2010,81(5):343-347.

[5]Swirta J S, Barczyński M. Haemorrhage after thyroid surgery[J]. Przegl Lek,2014,71(2):82-85.

[6]Fortuny J V, Guigard S, Karenovics W, et al. Surgery of the thyroid: recent developments and perspective[J]. Swiss Med Wkly,2015,145:w14144.

[7]Yip J, Lang B H, Lo C Y. Changing trend in surgical indication and management for Graves' disease[J]. Am J Surg,2012,203(2):162-167.

（曹静、俞一尘）

第十五章 张力性气胸

一、临床案例设置

姓名：HPS　　　　　　性别：男

年龄：30 岁　　　　　　职业：工人

教育程度：高中　　　　宗教信仰：无

情景设置：患者因"搬重物时左侧胸痛伴胸闷半天"入院。患者半天前搬重物时突发左侧胸痛，呈钝痛，伴胸闷、喘息，无头晕头痛，无意识丧失，无恶心呕吐，无肩背部放射痛。起病以来，患者自觉胸闷胸痛症状加重，遂入院。发病以来，神志清，胃纳可，大小便无殊。查体：BP 116/68mmHg，HR 92 次/min，RR 22 次/min。

既往体健，无类似疾病发作史。

二、教学目标

1. 识别张力性气胸，掌握张力性气胸的危机管理。

2. 培养急救意识、临床决策、任务管理以及团队协作能力，提高临床胜任力。

三、背景知识

张力性气胸（tension pneumothorax）是指较大的肺泡或支气管破裂，或者比较深的肺裂伤，裂口与胸膜腔相通，形成单向活瓣，吸气时胸膜腔内压降低，活瓣开放，气体进入，而呼气时胸膜腔内压升高，活瓣关闭，气体不能排出，导致胸膜腔内压力不断升高。不仅创伤性气胸的肺、支气管、胸壁损伤创口可呈单向活瓣，自发性气胸的胸膜破口也可形成这样的活瓣作用。

1. 发病机制

由于气体持续进入胸膜腔而不能排出，使胸膜腔内压力持续升高，造成以下改变：①患侧肺被压缩萎陷，从而逐渐丧失通气和换气功能；②纵隔持续向健侧移位，纵隔移位使与心连接的大血管发生扭曲，影响血液回流；③健侧肺部分被压迫，健侧肺的通气和换气功能也受到一定程度的影响。当胸膜腔内压增高到一定程度时，气体通过壁层胸膜或纵隔胸膜进入纵隔或胸壁，产生纵隔气肿或患侧胸部、头、面、颈部的皮下气肿,皮下气肿可提示胸膜腔内气体蓄积的程度,同时亦可以降低胸膜腔内的压力。如气胸治疗不及时,则会造成气体交换严重受限,静脉回流受阻,心排血量下降,组织缺氧。患侧胸廓饱满,可出现严重呼吸困难、发绀和休克。

2.临床表现与诊断

(1)呼吸困难:气胸患者均有不同程度的呼吸困难,与发作的过程、气胸的类型、肺被压缩的程度和原有的肺功能状态有关。张力性气胸患者可有明显的呼吸困难。单侧闭合性气胸,呼吸功能正常的年轻人可无明显的呼吸困难,即使肺被压缩>80%,亦仅在活动时稍感胸闷,而对于患有慢性阻塞性肺疾病的老年患者,肺轻度压缩即可出现明显的呼吸困难。急性发作的气胸,症状可能更明显,而慢性发作的气胸,健侧肺可以代偿性膨胀,临床症状可能会较轻。

(2)胸痛:气胸发作时可突发尖锐性刺痛和刀割痛,与肺大泡突然破裂和肺被压缩的程度无关,可能与胸膜腔内压力增高、壁层胸膜受牵张有关。疼痛部位不确定,可局限在胸部,亦可向肩、背、上腹部放射。当存在纵隔气肿时,可出现持续的胸骨后疼痛。疼痛是气胸患者最常见的主诉,而在轻度气胸时,可能是唯一症状。

(3)刺激性咳嗽:自发性气胸时偶有刺激性咳嗽。

(4)合并其他疾病时的表现:气胸合并血胸时,如出血量过多,患者会出现心悸、血压降低、四肢发凉等症状。张力性气胸时,患侧肺被极度压缩,同时纵隔向健侧移位,患者除出现呼吸困难外,还会出现发绀、血压下降,甚至窒息、休克等情况。合并皮下气肿时,患者前胸、颜面部肿胀,纵隔移位可造成心、大血管移位,大静脉扭曲,影响血液回流,进而出现体循环淤滞的表现,如静脉怒张等。

(5)常见体征:胸部体征,患侧胸廓隆起,呼吸运动减弱,肋间隙增宽,患侧胸部叩诊呈鼓音,听诊患侧呼吸音弱或消失。气管、心向健侧移位,呼吸频率增快、口唇发绀。左侧气胸合并纵隔气肿时,在胸骨左缘可闻及与心搏一致的高调粗糙的杂音,称 Hamman 征(纵隔气肿综合征),可能与心搏动时撞击左侧胸膜腔内气体和纵隔内气体有关。张力性气胸合并皮下气肿时,可在前胸壁、头面部触及捻发感。

3.治疗措施

张力性气胸是能迅速致死的急危重症,入院前或院内急救需立即使用14号或16号粗针抽气减压,用粗针头在患侧第2肋间锁骨中线刺入胸膜腔,即可见高压气向外冲出,并外接单向活瓣装置。在紧急情况下可在针柄处外接剪有小口的塑料袋、气球或避孕套等,防止外界空气进入胸腔。进一步处理则应置患者于斜坡半坐位安置胸腔闭式引流,并应用抗生素预防感染。闭式引流装置外接与大气相通的排气孔,可接适当调节恒定负压的吸引装置,以加快气体排出,促进肺膨胀。一般肺部裂口经治疗后可在 1 周内闭合。待漏气停止 24h 后,X 线片复查证实肺已经膨胀才能拔管。若胸腔引流管不断有气排出,呼吸困难不见好转,往往提示肺或支气管有较大裂口,不能自行愈合,应及早做开胸探查术,行手术修补治疗。

四、教学设置

目标人员:急诊科医师、外科住院医师、胸外科专科医师、急诊科护士以及相关带教老师。

情景设定:急诊室。

预计病例运行时间:15～20min。

引导性反馈时间:20min。

五、情景病例运行(表 14-1)

监测显示(模拟人生命体征):心电图,血压(BP,mmHg),心率(HR,次/min),呼吸频率(RR,次/min),血氧饱和度(SpO$_2$),体温(T,℃)。

表 14-1 情景病例运行

情景/时间	监护仪显示	患者状态(模拟人)	学员的反应和(或)干预	辅助情节(线索/提示)
情景一(患者来诊)	BP 116/68 HR 96 RR 22 SpO$_2$ 93% T 36.7	患者神志清,面色苍白,痛苦貌,手捂住左胸部进入诊室,诉左侧胸闷胸痛	详细询问患者病史并进行重点体格检查	体格检查:胸部视诊左侧胸部稍稍隆起,呼吸运动减弱,触诊气管稍右偏,听诊肺左侧呼吸音消失,叩诊呈鼓音。心脏听诊未闻及病理性杂音。病史提供:于半天前搬重物时突发左侧胸痛,既往无类似疾病发作史

续表

情景/时间	监护仪显示	患者状态（模拟人）	学员的反应和（或）干预	辅助情节（线索/提示）
情景二（病情进展）	BP 100/75 HR 105 RR 24 SpO$_2$ 92% T 36.7	患者口唇稍发绀，诉胸闷胸痛较前加重，呼吸急促	对患者疾病做出诊断和鉴别诊断。 行血常规、凝血功能、立位胸片等相应辅助检查，进一步明确诊断。 予面罩 6L/min 吸氧	辅助检查:血常规、凝血功能等结果未提示明显异常。立位胸部平片示:左侧胸腔透亮影，肺萎缩成小团，气管右移（图 15-1） 图 15-1　立位胸部平片
情景三（病情加重）	BP 98/62 HR 118 RR 24 SpO$_2$ 89% T 36.5	患者口唇发绀，诉胸闷胸痛较前明显加重，呼吸困难	根据查体、病史、辅助检查结果诊断:张力性气胸。 与患者及家属沟通病情并签署知情同意书。 行左侧胸腔闭式引流术，准备器材	家属已签署知情同意书。 准备胸腔闭式引流术器材:胸腔引流包、18Fr 带针胸管、无菌手套、纱布、PVP 碘、10ml 注射器、2% 利多卡因 5ml、水封瓶、1000ml 无菌注射液、负压吸引装置(具体流程见补充材料)。 胸腔闭式引流术成功后可见大量气泡从水封瓶中逸出
情景四（术后复查）	BP 112/75 HR 85 RR 17 SpO$_2$ 96% T 36.3	患者神清，面色正常，诉胸闷较前明显好转，引流管口附近疼痛较明显。咳嗽时可见气泡从水封瓶中逸出	再次进行胸部体格检查。 复查立位胸部平片	体格检查:两侧呼吸基本对称，气管居中，左侧呼吸音偏弱，左肺尖叩诊呈鼓音。 辅助检查:立位胸部平片示左肺尖可见条状透亮带，气管居中

补充材料:胸腔闭式引流操作流程

1.术前核对患者信息并明确有无穿刺禁忌证,告知患者相关风险并签署知情同意书。

2.患者取半卧位(生命体征未稳定者,取平卧位)。选锁骨中线第2～3肋间为穿刺点(积液或积血引流选腋中线第6～7肋间进针),术野皮肤以PVP碘常规消毒,铺无菌手术巾,术者戴无菌手套。

3.用2%利多卡因局部浸润麻醉切口区胸壁各层,直至胸膜并可见积液或积气抽出;沿肋间走行切开皮肤5～10mm,沿肋骨上缘伸入血管钳,分开肋间肌肉各层直至胸腔;可见有气体(或液体)涌出,沿该切口用血管钳撑开,扩大切口,置入带针胸腔引流管。引流管伸入胸腔深度一般以保证胸腔内置管7～10cm(不包括胸壁厚度),以丝线缝合胸壁皮肤切口,并结扎固定引流管,敷盖无菌纱布。引流管末端连接至水封瓶,引流瓶置于病床下不易被碰倒的地方,接负压吸引装置,调节负压至5～10cmH$_2$O(图15-2)。

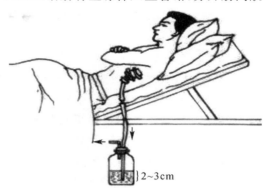

图15-2　胸腔闭式引流术示意

4.胸膜腔大量积气、积液者,开放引流时应缓慢。引流液体首次勿超过1000ml,防止发生纵隔的快速摆动移位或复张性肺水肿。待病情稳定后,再逐步开放止血钳。

六、教学反馈

1.关键点:该患者胸闷胸痛的原因。

肺被压缩,气血交换受限,胸膜腔内压力增高,壁层胸膜受牵张刺激。

2.关键点:患者胸闷胸痛及呼吸困难加重的原因。

患者由普通自发性气胸进展为张力性气胸,肺进一步压缩,左胸腔张力进一步增高,刺激壁层胸膜。

3.关键点:胸腔闭式引流术指征。

气胸(肺被压缩40%以上)、张力性气胸、血气胸、持续性进展性胸腔积液、脓胸、支气管胸膜瘘、开胸术后等。

4.关键点:胸腔闭式引流术的规范操作。

详见上述补充材料。

5.关键点：紧急状态下张力性气胸的处理。

张力性气胸的急救原则为立即排气，降低胸膜腔内压力。在紧急状况下，可用粗针头在患侧锁骨中线第2肋间刺入胸膜腔，有喷射状气体排出，即能收到排气减压效果。必要时气管插管，待生命体征稍平稳后行胸腔闭式引流术。

6.关键点：临床工作中最需要与张力性气胸鉴别的疾病及鉴别要点。

最需与心包填塞进行鉴别诊断，因为两者症状体征较为相似，且都为急症，若未能及时诊断和处理均有生命危险。鉴别要点：两者均有呼吸困难、心动过速、血压降低、颈静脉怒张等表现，但张力性气胸患侧查体可及呼吸音消失或明显减弱、叩诊呈鼓音、气管偏向健侧；心包填塞患者查体可及心音遥远和奇脉。

七、总结

此病例为一位较为典型的自发性气胸进展为张力性气胸的患者。期望学员通过学习，能够在急诊患者中，尤其是胸闷胸痛为主诉的患者中识别出气胸患者，并且对重症患者能快速识别和紧急处理，为抢救争取时间。通过简单的胸部查体即可诊断气胸，辅助检查有助于诊断气胸程度并对治疗提供指导。对张力性气胸患者，尤其是生命体征不稳定的张力性气胸患者需急诊放气降低胸腔内压力，恢复气血交换和循环通畅。明确胸腔闭式引流术的适应证和禁忌证，并熟练掌握相关操作。

附录：所需设备与药物等

设备	用药与输液
□负压吸引装置	□无菌注射液
□监护仪	□2%利多卡因
□胸腔引流包	□PVP碘
□18Fr带针胸管	□……
□注射器	
□水封瓶	文档表格
□无菌手套	□胸腔闭式引流知情同意书
□纱布	□医嘱
□……	□数据收集表格
	□胸腔闭式引流操作记录
	可用的辅助检查
	□血常规、凝血功能等
	□胸片等

参考文献

[1]顾恺时.顾恺时胸心外科手术学[M].上海:上海科学技术出版社,2003.

[2]Trump M,Gohar A. Diagnosis and treatment of pneumothorax[J]. Hosp Pract (1995),2013,41(3):28-39.

[3]Cantwell K,Burgess S,Patrick I,et al. Improvement in the prehospital recognition of tension pneumothorax:the effect of a change to paramedic guidelines and education[J]. Injury,2014,45(1):71-76.

[4]Yoon J,Sivakumar P,O'Kane K,et al. A need to reconsider guidelines on management of primary spontaneous pneumothorax? [J]. Int J Emerg Med,2017,10(1):9.

（陈钊、叶伟文）

第十六章　肝破裂

一、临床案例设置

姓名：HPS　　　　　　性别：男

年龄：26 岁　　　　　　职业：文员

教育程度：本科　　　　宗教信仰：无

情景设置：患者因"外伤后右上腹疼痛 2h，晕厥半小时"入院。患者 2h 前因驾驶电动自行车失控撞上路边隔离杆，致使右上腹部撞到车把手，腹部疼痛可忍，身体多处擦伤，自行外伤包扎处理，未至医院。后患者腹部疼痛进行性加重，范围逐渐蔓延至全腹，伴明显乏力、大汗、头晕和黑蒙，无明显发热，无腹泻，无胸闷胸痛，无放射性痛。半小时前突发晕厥被同事送入院。入院查体：神志淡漠，BP 95/52mmHg，HR 130 次/min，RR 20 次/min。

既往病史无殊。

二、教学目标

1. 识别肝破裂，掌握肝破裂的危机管理。

2. 培养急救意识、临床决策、任务管理以及团队协作能力，提高临床胜任力。

三、背景知识

肝是腹腔内最大的脏器，质地柔软脆弱。腹部外伤，尤其是右上腹的外伤，容易导致肝不同程度的损伤。同时，肝门静脉和肝动脉血流丰富，胆管系统复杂，一旦出现损伤，极易引起大量出血及胆漏，进展为弥漫性腹膜炎、低血容量性休克等急重症。

1. 临床表现与诊断

肝破裂多有明显的外伤史，临床表现多与肝损伤程度相关。若肝仅为浅表性、局限性损伤，出血量少，无进行性出血，可仅表现为肝区及上腹部疼痛，伴或不伴有恶心呕吐等消化道反应。若肝破裂伴明显出血，而包膜完整，则多表现为局限性腹膜炎，可有低血容量性休克，患者出现面色苍白、手足厥冷、脉搏细速、血压明显下降等；若包膜破裂，血液流入腹腔，可引起腹膜刺激症状，若肝内胆管破裂严重,大量胆汁流入腹腔,腹膜刺激症状更加明显。若损伤位于肝深部,则临床表现多不典型。此外,开放性、贯穿性损伤的严重性多取决于肝受伤的位置和致伤物的穿透程度。肝 B 超、腹部 CT 平扫等影像学检查可帮助明确诊断。

临床分级［美国创伤外科协会（American Association for the Surgery of Trauma,AAST）］:

Ⅰ级　肝内血肿:位于肝包膜下,不扩张,面积小于 10％肝区面积;肝撕裂伤:包膜撕裂,无进行性出血,肝实质损伤深度小于 1cm。

Ⅱ级　肝内血肿:位于肝包膜下,不扩张,涉及 10％～50％肝区面积,或肝实质损伤深度小于 2cm;肝撕裂伤:包膜撕裂,活动性出血,涉及肝实质深度 1～3cm,长度小于 10cm。

Ⅲ级　肝内血肿:位于肝包膜下,扩张性,涉及包膜下大于 50％肝区面积,或包膜下血肿伴活动性出血,或肝实质内血肿直径大于 2cm 或扩张;肝撕裂伤:涉及肝实质深度大于 3cm。

Ⅳ级　肝内血肿:肝实质内血肿破裂伴活动性出血;肝撕裂伤:实质破裂,涉及 25％～50％肝叶。

Ⅴ级　肝撕裂伤:实质破裂,涉及大于 50％肝叶;血管伤:合并肝静脉伤,并累及肝后下腔静脉或中央部主要肝静脉。

Ⅵ级　血管伤:肝撕脱。

Ⅰ～Ⅱ级的失血量在 500ml 以内,Ⅲ级失血量可少可多,Ⅳ级以上失血量一般大于 800ml。

2.治疗措施

根据患者肝损伤的不同程度和相应的临床表现,采取不同治疗方案。

(1)非手术治疗。约 86％的闭合性肝损伤在手术时出血已停止,因此主张对血流动力学稳定的肝闭合性损伤患者采用非手术治疗。一般认为满足以下三个条件的患者可予非手术治疗:①患者循环稳定,观察期间因肝损伤输血量小于 400～600ml;②CT 检查确定肝损伤程度为 AAST Ⅰ～Ⅲ级,经重复检查创伤稳定或好转;③未发现其他需要手术的情况,如胃肠损伤等。

非手术治疗主要采取绝对卧床休息、止血、补液、抑酸及相关对症支持治疗。

(2)手术治疗。主要原则为止血、清创、肝切除、缝合及引流。主要术式包括肝清创缝合术、肝动脉结扎术、肝切除术、肝血管损伤修补及置换术等。术后积极引流,观察渗血及胆漏等情况,辅以积极护肝治疗。

四、教学设置

目标人员：急诊科医师、外科住院医师、普外科专科医师、护士以及相关带教老师。

情景设定：急诊留观室。

预计病例运行时间：15～20min。

引导性反馈时间：20min。

五、情景病例运行（表 16-1）

监测显示（模拟人生命体征）：心电图，血压（BP，mmHg），心率（HR，次/min），呼吸频率（RR，次/min），血氧饱和度（SpO_2），体温（T，℃）。

表 16-1　情景病例运行

情景/时间	监护仪显示	患者状态（模拟人）	学员的反应和（或）干预	辅助情节（线索/提示）
情景一（初始情况）	BP 95/52 HR 130 RR 20 SpO_2 96% T 36.7	患者神志淡漠，右肋区可见大片淤血，身上多处擦伤	向患者和家属询问病史，快速对患者行重点体格检查。予心电监护、开放静脉通路。查血常规、尿常规、粪便常规、生化、电解质、血清淀粉酶等，查心电图、腹部B超、腹部CT。与患者家属沟通病情，告病重	体格检查：患者配合度差，腹部拒按，右肋区可见大片淤血，身上多处擦伤。病史采集除外伤史外无殊。腹部B超提示：肝周血肿，中量腹腔积液。腹部CT提示：肝撕裂，中量腹腔积液。家属已签署病重通知书
情景二	BP 82/59 HR 145 RR 20 SpO_2 91% T 36.7	患者神志淡漠，四肢湿冷	予大量静脉补液，以胶体液为主。考虑使用血管活性药物，如间羟胺100mg＋0.9%氯化钠注射液500ml静滴（也可用间羟胺100mg＋0.9%氯化钠注射液50ml微泵，注意微泵速度不能过快），去甲肾上腺素 8～12μg/min 微泵泵入。吸氧	继续该阶段处理，若无输血或相关胶体，视为无效救助。若血管活性药物未持续使用，则血压上升后又下降

情景/ 时间	监护仪显示	患者状态 （模拟人）	学员的反应和 （或）干预	辅助情节 （线索/提示）
情景三 （病情 稳定）	BP 102/71 HR 95 RR 30 SpO_2 95% T 36.5	患者意识丧失 改善，四肢湿冷	大量输血输液，并药物 辅助治疗。复查血常 规、凝血功能、电解质 等。提出外科手术治 疗，并考虑和家属沟通	如果没有输血输液进入 情景四
情景四 （病情 恶化）	BP 0 HR 0 RR 0 SpO_2 测不到 T 36.3	患者没有反应	胸外按压、气管插管辅 助通气、肾上腺素及胺 碘酮等抢救药物使用 （按 ACLS 抢救流程处 理）	正确 ACLS 流程，恢复 窦性心律，继续抢救
情景五 （病情 好转）	BP 86/50 HR 112 RR 10 SpO_2 95% T 36.5	已气管插管，辅 助通气	患者仍处于低血容量性 休克状态，予补液、血管 活性药物。 立即转运至手术室	完善术前准备流程，与 家属沟通签字

六、教学反馈

1.关键点：该患者腹痛原因。

肝破裂后大量血液流入腹腔，引起轻微的腹膜刺激症状，可伴胆漏，造成进行性加重的弥漫性腹膜炎。

2.关键点：患者休克原因。

若患者出现弥漫性腹膜炎表现，多提示患者出血量在 800ml 以上，可引起明显的低血容量性休克。

3.关键点：诊治肝破裂休克注意事项。

患者以大量失血为主要表现，治疗措施以迅速补充血容量为主要目的，保证循环稳定，同时积极寻求手术止血。

4.关键点：整个团队沟通良好。

外科医师和护士是否意识到患者存在的问题并提供帮助。

七、总结

此病例为一位因外伤引起肝破裂休克的患者。期望学员能掌握腹部外伤后腹痛的各项鉴别诊断，并能够合理采取相关检查确认诊断。对肝破裂引起的低血容量性休克有充分的预见意识,能够及时快速处理低血容量性休克。另外,团队之间能够充分沟通、通力协作,完成肝破裂的诊断和急救处理。

附录:所需设备与药物等

设备	用药与输液
□监护仪	□乳酸林格氏液
□药品车	□右旋糖苷
□心电图机	□10%白蛋白
□除颤仪	□10%葡萄糖酸钙
□抢救车(含气管插管设备)	□10%氯化钾(创伤和输血时慎用)
□踏脚凳	□0.9%氯化钠注射液
□……	□5%葡萄糖注射液
	□间羟胺
	□去甲肾上腺素
	□血浆
	□急救药物(标签)
	□输液相关用品
	□……
	文档表格
	□患者信息卡(空白)
	□医嘱
	□数据收集表格
	□知情同意书
	可用的辅助检查
	□血常规、生化、电解质、尿常规、粪便常规等
	□心电图、腹部 B 超、腹部 CT 等

参考文献

[1]高德明.现代急腹症学[M].北京:人民军医出版社,2002:42-46,640-641.

[2]张延龄.实用外科学[M].北京:人民卫生出版社,2012:141,547-549.

[3]郑树森.外科学[M].北京:高等教育出版社,2011:44,390.

[4]于学忠.急诊创伤生命支持[M].北京:中国协和医科大学出版社,2003:38,193.

(顾扬军、陈力)

第十七章 重症胰腺炎

一、临床案例设置

姓名：HPS　　　　　　　性别：男

年龄：46岁　　　　　　　职业：文员

教育程度：本科　　　　　宗教信仰：无

情景设置：患者因"进行性上腹疼痛4h"入院。患者4h前饮酒后出现右上腹疼痛，进行性加重，向腰背部放射，全腹压痛反跳痛，伴恶心呕吐，呕吐物为胃内容物，未见血丝，呕吐后腹痛不缓解；病程中有寒战、发热，体温最高达38.9℃；皮肤巩膜黄染；无腹泻黑便，无血尿脓尿，无胸闷胸痛。腹部超声提示"胆囊结石，胆管扩张，胆总管结石嵌顿"，拟行经十二指肠镜Oddi括约肌切开取石。自发病来神志清，胃纳差，急性病容，大小便无殊，体重无明显变化。查体：BP 149/98mmHg，HR 102次/min，RR 22次/min，全腹压痛反跳痛，右上腹部为主。

既往"胆囊结石"3年余，其间未进行治疗。

二、教学目标

1. 识别重症胰腺炎，掌握重症胰腺炎的危机管理。

2. 培养急救意识、临床决策、任务管理以及团队协作能力，提高临床胜任力。

三、背景知识

急性重症胰腺炎（severe acute pancreatitis，SAP）属于急性胰腺炎的特殊类型，是一种病情险恶、并发症多、病死率较高的急腹症，占整个急性胰腺炎的10%～20%，伴有明显的胰腺坏死渗出，可导致脏器功能衰竭，引起胰腺大面积坏死，继发脓肿或假性囊肿等多种并发症。70%～80%的急性重症胰腺炎是胆道疾病、酗酒和暴饮暴食引起的。

1. 临床表现（除常见急性胰腺炎表现外）

（1）腹膜炎范围大，可扩及全腹，明显的压痛、反跳痛及肌紧张，腹胀、肠鸣音消失，偶可见肋腹部瘀斑症或脐周瘀斑。

（2）部分可有腹部移动性浊音阳性，穿刺见血性腹水，检验示淀粉酶明显升高。

（3）并发一个或多个脏器功能衰竭，包括休克、呼吸功能不全（氧分压≤60mmHg）、肾功能不全（充分补液后肌酐≥177μmol/L）、胃肠出血（500ml/24h）、弥散性血管内凝血等。可伴严重代谢紊乱，如血钙低于1.75mmol/L，血糖高于11.2mmol/L。

（4）局部并发胰腺坏死、脓肿，后期假性囊肿形成等。

2.诊断

具备急性胰腺炎的临床表现和生化改变，且具下列之一者：局部并发症（胰腺坏死、胰腺脓肿、假性囊肿）；器官衰竭；Ranson评分≥3；APACHE Ⅱ评分≥8；Balthazar CT影像分级为D、E级。（Ranson评分、Balthazar CT评分系统、危重患者APACHE Ⅱ评分表见附录）

3.治疗措施

及时采取治疗措施，使患者转危为安是非常重要的，一旦怀疑重症胰腺炎，应及时胃肠减压，充分补液，抑酸抑酶等。

（1）基础生命体征监测。

（2）禁食、留置胃肠减压管。

（3）肠外营养支持。

（4）充分、有效补充血容量，可根据中心静脉压调整液体量。以晶体液为主，适当补充胶体液，必要时予以血制品。

（5）抑制胰酶分泌及胰酶活性，如予质子泵抑制剂、生长抑素等。

（6）抗菌药物治疗，选择对肠道移位细菌（大肠杆菌、肠球菌、假单胞杆菌等）敏感，且对胰腺有较好渗透性的广谱抗生素，如亚胺培南、第三代头孢菌素等。

（7）抗炎症因子治疗，必要时透析治疗。

（8）中药，如大黄灌肠、芒硝外敷等治疗。

（9）手术治疗：经内镜逆行性胰胆管造影术取石、坏死胰腺清除术、脓肿穿刺引流术等。

四、教学设置

目标人员：外科住院医师、普外科专科医师、外科专科护士以及相关带教老师。

情景设定：外科病房。

预计病例运行时间：10～15min。

引导性反馈时间：15min。

五、情景病例运行(表 17-1)

监测显示(模拟人生命体征):心电图,血压(BP,mmHg),心率(HR,次/min),呼吸频率(RR,次/min),血氧饱和度(SpO₂),体温(T,℃)。

表 17-1　情景病例运行

情景/时间	监护仪显示	患者状态(模拟人)	学员的反应和(或)干预	辅助情节(线索/提示)
情景一(初始情况)	BP 149/98 HR 112 RR 28 SpO₂ 98% T 38.6	患者神志清,急性病容,皮肤巩膜黄染,因腹痛呈蜷曲状态	向患者和家属询问病史。快速对患者行重点体格检查。行心电监护,开放静脉通路。查血常规、生化、电解质、尿常规、粪便常规、血清淀粉酶等,查心电图、腹部 B 超或腹部 CT。与患者家属沟通病情,告病重	体格检查:全腹压痛反跳痛,皮肤巩膜黄染,余体检未见明显异常。病史采集:除饮食情况外无特殊异常。辅助检查:腹部 B 超提示胰腺显示不清,建议行腹部 CT 检查。CT 检查提示胰腺外形模糊,周围大片不规则低密度软组织影。家属已签署病重通知书
情景二(患者躁动)	BP 165/97 HR 138 RR 34 SpO₂ 95% T 38.9	患者出现四肢抽搐	对患者的安抚、诊断。予晶体补液,静脉补钾+钙(10%氯化钾 15ml+0.9%氯化钠注射液 500ml 静滴,10%葡萄糖酸钙缓慢微泵),质子泵抑制剂或其他抑酸药物(如兰索拉唑 30mg+0.9%氯化钠注射液 100ml 静滴),抑制胰酶活性和分泌(如生长抑素 250μg/h 微泵),镇痛(如氟比洛芬酯 50mg 静推,禁用吗啡),可以使用抗生素(如舒普深 2g+0.9%氯化钠注射液 100ml q12h,根据情况调整),禁食,胃肠减压,物理或药物降温	辅助检查:血清淀粉酶 300U/dl(Somogyi 法);血常规:白细胞 19×10⁹/L;电解质:Ca²⁺ 1.87 mmol/L,K⁺ 3.0 mmol/L

续表

情景/ 时间	监护仪显示	患者状态 （模拟人）	学员的反应和 （或）干预	辅助情节 （线索/提示）
情景三 （休克）	BP 85/52 HR 143 RR 30 SpO_2 92% T 38.5	患者逐渐出现 意识丧失	识别并处理重症胰腺炎继 发休克。 与患者家属沟通病情，告 病危	家属已签署病危通 知书。 如果识别并及时处 理，病情趋向稳定。 如果未及时处理趋向 病情恶化
情景四 （病情 恶化）	BP 74/43 HR 44 RR 10 SpO_2 80% T 35.3	患者昏迷	查血气分析、电解质。 辅助通气，必要时插管。 大量静脉补液，以胶体液 为主。考虑使用血管活性 药物，如间羟胺 100mg＋ 0.9% 氯 化 钠 注 射 液 500ml 静滴（也可用间羟 胺 100mg＋0.9% 氯化钠 注射液 50ml 微泵，注意微 泵速度不能过快），去甲肾 上腺素 8～12μg/min 微 泵等。 可请上级医师加入帮助处 理病情	继续该阶段处理直到 病情稳定
情景五 （病情 稳定）	BP 140/70 HR 95 RR 26 SpO_2 97% T 38.2	患者嗜睡	复查血气分析、电解质、腹 部 B 超。 予吸氧或辅助通气。 与家属沟通病情	无

六、教学反馈

1.关键点：该患者抽搐原因。

血电解质紊乱（低钙）等。

2.关键点：患者休克的原因。

急性胰腺炎大量腹腔渗出，引起低血容量性休克。

3.关键点：重症胰腺炎诊断注意事项。

急性胰腺炎起病 3h 内血淀粉酶多无明显升高，重症胰腺炎因胰腺大片坏死，可无明显血淀粉酶升高；胰腺炎时腹部 B 超多因肠道积气严重而显示不清，因而选择 CT 辅助诊断。

4. 关键点：制定治疗方案时需要注意事项。

重症胰腺炎因腹腔渗出更加明显，补液治疗需更加积极，并可适时使用胶体液及血制品，血管活性药物使用更加积极；疼痛严重时会引起明显的呼吸、血压改变，在明确诊断的前提下建议镇痛。

5. 关键点：整个团队沟通良好。

护士对病情的观察及与住院医师的良好沟通，住院医师与上级医师的良好沟通都是早期识别重症胰腺炎并作出正确临床决策的关键。

七、总结

此病例为一位因胆囊结石嵌顿胆总管引发重症胰腺炎的患者。期望学员通过学习，能够掌握急性重症胰腺炎的临床表现，及时识别低钙、低钾、休克等常见并发症，并采取相应的治疗措施。团队在整个过程中应能相互配合、交流，成功完成急性重症胰腺炎的急救处理。

附录 1：所需设备与药物等

设备	用药与输液
□监护仪	□乳酸林格氏液
□药品车	□右旋糖苷
□抢救车（含气管插管设备）	□10％白蛋白
□胃肠减压	□10％葡萄糖酸钙
□……	□10％氯化钾
	□生理盐水
	□5％葡萄糖注射液
	□生长抑素、奥美拉唑
	□急救药物（标签）
	□采血用品
	□……
	文档表格
	□患者信息卡（空白）
	□医嘱
	□数据收集表格
	□知情同意书
	可用的辅助检查
	□血常规、生化、电解质、血/尿淀粉酶等
	□腹部 B 超、CT 等

附录 2:Ranson 评分

项　目	评分	项　目	评分
1. 年龄＞55 岁		7. 血钙＜2mmol/L	
2. WBC＞16×10^9/L		8. PaO$_2$＜8kPa	
3. 血糖＞11. 1mmol/L		9. BE＞4mmol/L	
4. LDH＞350U/L		10. BUN 增加＞1.79mmol/L	
5. AST＞50U		11. 体液丧失＞6L	
6. HCT 减少 10％以上			

总分:

注:患者入院至 48h 内的病情。各项 1 分,合计 11 分,评分在 3 分以上即为急性重症胰腺炎。

附录 3:Balthazar CT 评分系统

急性胰腺炎 CT 影像分级	症状与得分
A 级	正常胰腺,为 0 分
B 级	胰腺局限性或弥漫性肿大,为 1 分
C 级	除 B 级病变以外,还有胰周炎性改变,为 2 分
D 级	除胰腺病变外,胰腺有单发性积液区,为 3 分
E 级	胰腺或胰周有 2 个或多个积液积气区,为 4 分

另:CT 严重程度指数＝急性胰腺炎 CT 影像分级＋胰腺坏死程度(无,0 分;0＜胰腺坏死程度≤30％,2 分;30％＜胰腺坏死程度≤50％,4 分;胰腺坏死程度＞50％,6 分)。

严重程度分三级:Ⅰ级,CT 严重程度指数 0～3 分;Ⅱ级,CT 严重程度指数 4～6 分;Ⅲ级,CT 严重程度指数 7～10 分。Ⅱ级及以上是重症。

附录 4：危重患者 APACHE Ⅱ 评分表

A. 年龄	≤44 □0	45~54 □2	55~64 □3	65~74 □5	≥75 □6	A 记分

B. 有严重器官系统功能不全或免疫损害者		B 记分
非手术或择期手术后	□2	
不能手术或急诊手术后	□5	
无上述情况	□0	

GCS 评分	6	5	4	3	2	1
1. 睁眼反应			□自动睁眼	□呼唤睁眼	□刺疼睁眼	□不能睁眼
2. 语言反应		□回答切题	□回答不切题	□答非所问	□只能发音	□不能言语
3. 运动反应	□按吩咐动作	□刺疼能定位	□刺疼能躲避	□刺疼肢体屈曲	□刺疼肢体伸展	□不能活动

GCS 积分 = 1+2+3　　　　C 记分 = 15 − GCS 积分

D. 生理指标	+4	+3	+2	+1	0	+1	+2	+3	+4	D 记分
1. 体温（腋下℃）	≥41	39.0~40.9		38.5~38.9	36.0~38.4	34.0~35.9	32.0~33.9	30.0~31.9	≤29.9	
2. 平均血压（mmHg）	≥160	130~159	110~129		70~109		50~69		≤49	
3. 心率（次/min）	≥180	140~179	110~139		70~109		55~69	40~54	≤39	
4. 呼吸频率（次/min）	≥50	35~49	25~34		12~24	10~11	6~9		≤5	
5. PaO_2（mmHg）（FiO_2<50%）　$A\text{-}aDO_2$（FiO_2>50%）	≥500	350~499	200~349		>70　<200	61~70	55~60		<55	
6. 动脉血 pH	≥7.70	7.60~7.69		7.50~7.59	7.33~7.49		7.25~7.32	7.15~7.24	<7.15	
血清 HCO_3^-（mmol/L）（无血气时用）	≥52.0	41.0~51.9		32.0~40.9	23.0~31.9		18.0~21.9	15.0~17.9	<15.0	

续表

D.生理指标	分值									D记分
	+4	+3	+2	+1	0	+1	+2	+3	+4	
7. 血清Na(mmol/L)	≥180	160~179	155~159	150~154	130~149		120~129	111~119	≤110	
8. 血清K(mmol/L)	≥7.0	6.0~6.9		5.5~5.9	3.5~5.4	3.0~3.4	2.5~2.9		<2.5	
9. 血清肌酐(mg/dl)	≥3.5	2.0~3.4	1.5~1.9		0.6~1.4		<0.6			
10. 血细胞压积(%)	≥60.0		50.0~59.9	46.0~49.9	30.0~45.9		20.0~29.9		<20.0	
11. WBC(×10⁹/L)	≥40.0		20.0~39.9	15.0~19.9	3.0~14.9		1.0~2.9		<1.0	

D积分

APACHE II 总积分＝A＋B＋C＋D

注：

1. 数据采集应为患者入ICU或抢救开始后24h内最差值。

2. B项中"不能手术"应理解为由于患者病情危重而不能接受手术治疗者。

3. 严重器官系统功能不全指：①心：心功能Ⅳ级；②肺：慢性缺氧、阻塞性或限制性通气障碍，运动耐力差；③肾：慢性透析者；④肝：肝硬化、门脉高压，有上消化道出血史，肝昏迷、肝功能衰竭史。

4. 免疫损害：如接受放疗、化疗，长期或大量激素治疗，有白血病、淋巴瘤、艾滋病等。

5. D项中的血压应为平均动脉压值＝(收缩压＋2×舒张压)/3；若有直接动脉压监测，则记直接动脉压。

6. 呼吸频率应记录患者的自主呼吸频率。

7. 如果患者是急性肾功能衰竭，那么血清肌酐一项分值应在原基础上加倍(×2)。

8. 当血清肌酐的单位是μmol/L时，与mg/dl的对应值如下：

| mg/dL | 3.5 | 2.0~3.4 | 1.5~1.9 | 0.6~1.4 | 0.6 |
| μmol/L | 305 | 172~304 | 128~171 | 53~27 | 53 |

参考文献

[1]高德明.现代急腹症学[M].北京:人民军医出版社,2002:30-45,158,560.

[2]杨冬华.消化系疾病治疗学[M].北京:人民卫生出版社,2005:1015.

[3]郑树森.外科学[M].北京:高等教育出版社,2011:542-549.

[4]张肇达.急性胰腺炎[M].北京:人民卫生出版社,2004:183.

（顾扬军、陈力）

第十八章 肠梗阻并发感染性休克

一、临床案例设置

姓名：HPS	性别：男
年龄：58 岁	职业：农民
教育程度：初中	宗教信仰：无

情景设置：患者 1 年前因"反复腹胀、排便排气停止"入院，诊断为"类缘病"，行全结肠切除术，术后恢复可。1d 前，患者无明显诱因下出现腹胀和恶心呕吐，呕吐物为胃内容物，伴有乏力，无明显腹痛，无头痛头晕，无咳嗽咳痰，无胸闷气急，无腹泻，无里急后重，无黏液血便和黑便等情况，当地医院诊断为"肠梗阻"，予抗感染、抑酸以及补液等治疗，症状无明显好转。今晨起患者腹胀腹痛明显，遂来我院急诊。查体：神志淡漠，T 38.6℃，P 135 次/min，RR 35 次/min，BP 73/50mmHg，中腹压痛，距肛 7cm 可及吻合口。查腹部 CT 示：结肠术后改变，腹腔积气积液，提示胃肠道穿孔；血常规：WBC 3.9×10^9/L，NE 83.7%，Hb 143g/L，PLT 57×10^9/L，CRP 146.9mg/L；血气分析：pH 7.3，$PaCO_2$ 24.8mmHg，PaO_2 80.5mmHg，BE －8.8mmol/L；Lac 4.9mmol/L；凝血功能：PT 16.3s，APTT 69.2s；肾功能：Cre 168μmol/L。急诊室给予去甲肾上腺素 15μg/(kg·min)持续泵注、比阿培南和左奥硝唑抗感染以及补液、抑酸等治疗。现诊断为"肠梗阻，肠穿孔"，拟行急诊剖腹探查术。

既往病史无殊。

二、教学目标

1. 识别肠梗阻并发感染性休克，掌握肠梗阻并发感染性休克的危机管理。

2. 培养急救意识、临床决策、任务管理以及团队协作能力，提高临床胜任力。

三、背景知识

肠梗阻是指由严重的机械性或病理性损伤所引起的肠内容物通过障碍，常见病因有腹腔内粘连、疝、克罗恩病、恶性肿瘤、肠扭转、感染等。其主要症状为腹部绞痛、腹胀、呕吐、停止排气排便，可根据腹部立位平片、腹部 CT 诊断，主要治疗方法为:①一般内科治疗,包括胃肠减压、液体复苏、解痉、抑制分泌、止吐等对症治疗,此外还需维持水电解质平衡,长期难以进食者进行肠内或肠外营养。②内镜下置入肠道内支架或置入肠梗阻导管解除梗阻。③手术治疗,适用于保守治疗无效或发生急性并发症的患者。感染性休克是肠梗阻常见的并发症之一,病情凶险,变化迅速,是典型的临床危机事件。

感染性休克是脓毒症的一个亚群,其特点是循环和组织细胞代谢障碍,并伴随较高的死亡率。感染性休克的定义是脓毒症患者在足够的液体复苏后仍处于持续低血压状态,需要血管活性药物才能维持平均动脉压$\geq 65mmHg$,并且血乳酸水平$>2mmol/L$。感染性休克的治疗主要包括:①病因治疗,去除感染源,包括抗生素治疗、外科手术治疗等;②液体复苏,以晶体液为主;③使用血管活性药物,维持$MAP \geq 65mmHg$,首选去甲肾上腺素,肾上腺素或血管加压素可作为补充;④血制品输注,$Hb < 70g/L$者输注浓缩红细胞,血小板输注的指征应视具体出血风险而定;⑤足量液体复苏和血管活性药物仍不能维持循环稳定者,可考虑静脉使用糖皮质激素(氢化可的松);⑥维持酸碱、电解质平衡,控制血糖$\leq 180mg/dl$;⑦采用小潮气量通气等保护性肺通气策略;⑧对于肾功能不全者采用肾替代治疗。

四、教学设置

目标人员:外科住院医师、麻醉科专科医师、普外科专科医师、手术室护士及相关带教老师。

情景设定:手术室。

预计病例运行时间:15～20min。

引导性反馈时间:20min。

五、情景病例运行(表 18-1)

监测显示(模拟人生命体征):心电图,血压(BP,mmHg),有创动脉血压(ABP,mmHg)心率(HR,次/min),呼吸频率(RR,次/min),血氧饱和度(SpO_2),体温(T,℃),呼气末二氧化碳分压($PETCO_2$,mmHg)。

表 18-1　情景病例运行

情景/时间	监护仪显示	患者状态（模拟人）	学员的反应和（或）干预	辅助情节（线索/提示）
情景一（初始情况）	ABP 73/50 HR 135 RR 35 SpO₂ 90% T 38.6	患者神志淡漠，已左侧桡动脉穿刺测压	检查仪器，准备药品。三方核对，病史询问。去甲肾上腺素 15μg/（kg·min）泵注维持，大量补液	无
情景二（患者麻醉状态）	ABP 67/35 HR 145 RR 10 SpO₂ 93% T 38.7	患者进入麻醉状态	予咪达唑仑、依托咪酯、维库溴铵、舒芬太尼麻醉。可视喉镜行气管插管，调整呼吸机参数 Vte 500ml，RR 10次/min	诱导过程血压下降
情景三（心脏骤停）	室颤 ABP 无 HR 测不出 RR 10 SpO₂ 测不出 PETCO₂ 根据按压数据	患者心脏骤停	ACLS 处理流程。分析室颤原因。查血气分析、电解质	分析原因：麻醉诱导引起血压进一步下降，心脏灌注不足引发室颤
情景四（后期处理）	ABP 90/45 HR 120 RR 10 SpO₂ 93% PETCO₂ 30	患者处在全麻气管插管状态	予液体复苏：晶体液，胶体液，血浆；去甲肾上腺素；甲泼尼龙琥珀酸钠（甲强龙）80mg；碳酸氢钠 250mg；小潮气量 6ml/kg；抗生素治疗	辅助检查：血气分析 pH 7.010，K⁺ 3.4mmol/L，Na⁺ 142mmol/L，Ca²⁺ 1.30 mmol/L，Lac 5.3mmol/L
情景五（病情稳定）	ABP 95/50 HR 120 RR 10 SpO₂ 94% PETCO₂ 35	患者处在全麻气管插管状态	与外科医师沟通，是否继续手术，术后送 ICU。与家属沟通病情变化	无

六、教学反馈

1.关键点：肠梗阻的诊断要点。

既往手术史、腹痛腹胀、呕吐、肛门停止排便排气等症状、体格检查发现、影像学等辅助检查。

2.关键点：患者病情进展的原因。

肠梗阻(病因)尚未解除,并发肠穿孔以及感染性休克。

3.关键点:识别此例患者存在感染性休克的要点。

第一,存在病因,即肠梗阻、肠穿孔。第二,符合感染性休克诊断:经液体复苏和血管活性药物支持,MAP 仍低于 65mmHg,并且血乳酸水平高于 2mmol/L。

4.关键点:感染性休克患者血管活性药物使用原则。

一线药物是去甲肾上腺素,单用无法稳定循环或剂量过大时可加用肾上腺素或血管加压素。给予充足的液体复苏和血管活性药物仍不能维持循环稳定者,静脉给予氢化可的松有利于提升血管活性药物的升压效果。

七、总结

该病例为结肠切除术后一年出现肠梗阻患者,因并发肠穿孔,病情进展迅速且发生了感染性休克。通过学习,期望学员了解此类病例除了尽早应用抗生素及手术治疗以外,正确、及时的抗休克治疗也非常重要。只有及时识别感染性休克、稳定循环并保护脏器功能,才能为手术和术后康复赢得时机。

附录1:所需设备与药物等

设备	用药与输液
□监护仪	□乳酸林格氏液
□胃肠减压包	□急救药物(标签)
□引流袋	□静脉输液器
□操作车	□生理盐水
□治疗床	□……
□皮尺	
□……	文档表格
	□患者信息卡(空白)
	□医嘱
	□数据收集表格
	□知情同意书
	可用的辅助检查
	□电解质、血气分析等
	□腹部 CT 等

附录 2:感染性休克虚拟仿真教学评分表

项 目		评分细则	分值	得分	备注
知识点掌握	危机识别	感染性休克背景知识的了解	5		
		感染性休克的病因识别	5		
		感染性休克的诊断	5		
		肠梗阻感染性休克患者的麻醉风险识别	5		
		危机识别的时效性	5		
	危机处理	患者的监测,包括开放桡动脉测压	5		
		液体复苏及开放深静脉	5		
		麻醉方式的选择和麻醉药品的选择	5		
		室颤的识别	5		
		心肺复苏过程是否符合 ACLS 流程	15		
		自主循环恢复后的处理	5		
		抢救过程中注意对重要脏器功能的保护	5		
团队及交流	交流沟通	团队内部沟通能力	5		
		与患者、家属、医院其他部门的沟通能力	5		
	团队协作	团队负责人的指令的清晰性、果断性	5		
		团队成员执行力及相互支持能力	5		
整体		临床思维清晰,处理过程有条不紊,并符合相关临床诊疗原则	10		
总 分			100		

附录 3:肠梗阻并发感染性休克操作视频

视频

参考文献

［1］Ferguson H J, Ferguson C I, Speakman J, et al. Management of intestinal obstruction in advanced malignancy［J］. Annals of Medicine & Surgery，2015，4(3)：264-270.

［2］Laval G，Marcelin-Benazech B，Guirimand F，et al. Recommendations for bowel obstruction with peritoneal carcinomatosis［J］. Journal of Pain & Symptom Management，2014，48(1)：75-91.

［3］Jeurnink S M, Steyerberg E W, van Hooft J E, et al. Surgical gastrojejunostomy or endoscopic stent placement for the palliation of malignant gastric outlet obstruction（SUSTENT study）：a multicenter randomized trial［J］. Gastrointestinal Endoscopy，2010，71(3)：490-499.

（褚丽花、王海宏）

第十九章 嗜铬细胞瘤术中危象

一、临床案例设置

姓名：HPS 性别：女

年龄：35 岁 职业：务农

教育程度：初中 宗教信仰：无

情景设置：患者因"反复心悸伴头痛头晕 6 年"入院。患者于 6 年前无明显诱因出现心悸，伴头痛头晕，发作时测血压 180～190/105～110mmHg，含服硝苯地平缓释片（心痛定）后症状缓解，缓解后复测血压基本在 130～140/80～90mmHg。6 年内多次出现类似症状，发作频率约 1 周 1 次。1d 前上述症状明显加重，突然出现头痛头晕，心悸伴大汗淋漓，含服硝苯地平缓释片后症状无明显缓解，血压最高达 200/110mmHg，予硝普钠静滴后缓解，进一步检查 B 超提示："左侧肾上腺区有一大小为 8.6cm×7.3cm×5.4cm 的肿块，嗜铬细胞瘤待排"，入院后拟行手术切除治疗。自发病来神志清，胃纳可，大小便无殊，睡眠正常，近年来体重降低 3kg。

既往病史无殊。

二、教学目标

1. 识别嗜铬细胞瘤术中危象，掌握嗜铬细胞瘤术中危象的危机管理。
2. 培养急救意识、临床决策、任务管理以及团队协作能力，提高临床胜任力。

三、背景知识

嗜铬细胞瘤（pheochromocytoma，PHEO）是起源于肾上腺髓质、交感神经节或者身体其他部位嗜铬组织的肿瘤，可持续或间断释放大量儿茶酚胺，引起患者血压持续性或阵发性升高，并造成心、脑、肾等器官功能及代谢紊乱，男女发病率无明显差异。嗜铬细胞瘤分为原位嗜铬细胞瘤和异位嗜铬细胞瘤（图 19-1）。

嗜铬细胞瘤的临床表现以心血管症状为主，兼有其他系统的表现，具体临床表现主要取决于儿茶酚胺的分泌方式、分泌的量和比例。释放以去甲肾上腺素为主者，主要表现为血压升高；释放以肾上腺素为主者，有血压升高、脉压宏大、心动过速、心律失常及血糖升高等表现。嗜铬细胞瘤又称为"10％"肿瘤：

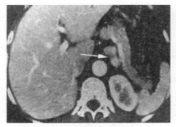
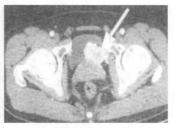

A.原位嗜铬细胞瘤　　　　B.异位嗜铬细胞瘤（前列腺）

图 19-1　嗜铬细胞瘤分类

10％发生于双侧，10％为儿童，10％发生恶变。头痛、心悸、多汗是嗜铬细胞瘤高血压发作时最常见的三联征，对诊断具有重要意义。激素及代谢产物的测定是嗜铬细胞瘤定性诊断的主要方法，包括测定血和尿 NE、E、DA 及其中间代谢产物甲氧基肾上腺素（metanephrine，MN）、甲氧基去甲肾上腺素（normetadrenaline，NMN）和终末代谢产物香草扁桃酸（vanilla mandelic acid，VMA）浓度。定位诊断主要依靠电子计算机断层扫描（CT）或磁共振成像（MRI）。

手术切除是嗜铬细胞瘤最有效的治疗方法。有些患者术前肿瘤处于“静止状态”，不分泌或仅分泌少量激素，但麻醉诱导及手术中各种刺激可引起肿瘤分泌大量儿茶酚胺，导致术中出现高血压危象、严重心律失常、休克甚至死亡。在20 世纪 80 年代以前，嗜铬细胞瘤手术并发症和死亡率高达 13％。近年来，随着医学上对嗜铬细胞瘤病理生理的认识不断深入，术前准备及术中监测手段不断完善，术中嗜铬细胞瘤危象的防治措施不断成熟，手术的并发症和死亡率已降至 1％～5％。

1. 术前管理

（1）控制高血压：最常用的是 α 受体阻滞剂，在初始剂量基础上逐渐增加剂量至血压控制满意。如血压控制仍不满意，可加用钙通道阻滞剂。

（2）补充血容量：应用 α 受体阻滞剂以及肿瘤切除后可引起明显的血容量不足，造成低血压，因此术前需要间断性扩容。

（3）控制心律失常：用 α 受体阻滞剂治疗后，如患者出现心动过速，则加用 β 受体阻滞剂。

（4）高血压危象的处理：推荐硝普钠、酚妥拉明或尼卡地平等静脉泵注控制血压，药物剂量根据血压调整。

（5）以下几点提示术前药物准备充分：①患者血压控制平稳或基本正常，无明显体位性低血压；②血容量恢复：血细胞比容降低，体重增加，肢端皮肤温暖，微循环改善；③高代谢症状及糖代谢异常得到改善；④术前药物准备时间存在个体差异，一般至少为 2～4 周，对较难控制的高血压并伴严重并发症的患者，应根据患者病情相应延长术前准备时间。

2.术中危象处理措施

在麻醉或手术过程中,一旦怀疑嗜铬细胞瘤危象,及时监测动脉血压、中心静脉压、心率,同时立即采取下列处理措施:

(1)高血压危象的处理:麻醉或手术等刺激导致瘤体大量释放儿茶酚胺引起高血压危象时,麻醉科医师应立即提示手术医生暂停手术,静注酚妥拉明或硝普钠降压,并纠正心律失常,待血压平稳后再通知外科医师继续手术。

(2)低血压的处理:随着外科医师结扎肿瘤血管或切除肿瘤,儿茶酚胺释放逐渐减少,外周血管扩张,血容量相对不足易引起低血压,此时麻醉科医师应及时予以静注或静滴去甲肾上腺素或多巴胺等升压药物,剂量根据血压进行调节,同时根据需要予以扩容。

(3)嗜铬细胞瘤切除术中危象的预防:关键在于术前充分的准备,外科医师应该在术前积极药物控制患者血压和心率水平,待情况稳定后再手术。而麻醉科医师应充分预见到术中危象的发生,提前建立静脉通道做好扩容准备,并在术中危机出现时及时有效地抢救。

四、教学设置

目标人员:外科住院医师、泌尿外科专科医师、麻醉科专科医师、手术室护士以及相关带教老师。

情景设定:手术室。

预计病例运行时间:15~20min。

引导性反馈时间:20min。

五、情景病例运行(表 19-1)

监测显示(模拟人生命体征):心电图,血压(BP,mmHg),有创动脉血压(ABP,mmHg),心率(HR,次/min),呼吸频率(RR,次/min),血氧饱和度(SpO_2),呼气末二氧化碳分压($PETCO_2$,mmHg),体温(T,℃)。

表 19-1　情景病例运行

情景/时间	监护仪显示	患者状态（模拟人）	学员的反应和（或）干预	辅助情节（线索/提示）
情景一（初始情景）	ABP 152/91　HR 75　RR 16　SpO_2 98%　T 36.5	患者神志清,平卧位,已连接心电监护仪	麻醉科医师及护士检查仪器、准备药品,麻醉诱导前完成有创动脉血压监测。密切监测患者血压、心率等变化。完成麻醉前信息核对后行气管插管全身麻醉	麻醉顺利完成

情景/时间	监护仪显示	患者状态（模拟人）	学员的反应和（或）干预	辅助情节（线索/提示）
情景二（血压逐渐上升）	ABP 162/96 HR 98 RR 12 SpO$_2$ 96% PETCO$_2$ 35 T 36.7	患者全身麻醉状态	麻醉机控制呼吸，吸入七氟醚，微泵静脉注入瑞芬太尼维持麻醉。 主刀医生手术顺利，开始游离肿块。麻醉科医师发现患者血压升高，予乌拉地尔10mg静推降压	手术开始20min后主刀医生找到肿瘤并开始游离，发现肿块较大，且与腔静脉等周围结构有粘连
情景三（高血压危象）	ABP 255/130 HR 140 RR 12 SpO$_2$ 89% PETCO$_2$ 40 T 36.8	全身麻醉状态	主刀医生继续游离肿块，肿块位置较深，粘连严重，在游离软组织时手术钳松脱，挤压到瘤体。麻醉科医师识别并处理高血压危象，予硝普钠50mg微泵及酚妥拉明5mg静推联合降压。麻醉科医师和主刀医生、护士沟通：患者出现高血压危象，告知主刀医生停止手术操作，护士帮忙抽药迅速处理	如果准确识别并及时处理，病情趋向稳定；否则患者将有生命危险
情景四（病情好转）	ABP 152/88 HR 120 RR 12 SpO$_2$ 94% PETCO$_2$ 36 T 36.5	患者全身麻醉状态。手术操作已停止数分钟	麻醉科医师发现患者血压仍然较高，心率较快，在降压的同时予艾司洛尔等降低心率	继续该阶段处理直到病情稳定；或上级医师加入帮助处理病情
情景五（病情稳定）	ABP 125/73 HR 82 RR 12 SpO$_2$ 98% PETCO$_2$ 32 T 36.5	气管插管全身麻醉状态。手术继续	主刀医生注意手术操作，尽量避免挤压到瘤体。麻醉科医师分析高血压危象原因，与主刀医生沟通。 查血气分析、电解质、血常规。密切监测患者血压、心率、心律等变化。 考虑后续入住ICU持续监测的必要性。 分析引起高血压危象的原因。 与家属沟通术中情况	分析原因：主刀医师操作中挤压到瘤体，导致儿茶酚胺大量释放，引起高血压危象

六、教学反馈

1.关键点:该患者术前准备的目标。

血压稳定在 120/80mmHg 左右,心率 80～90 次/min,无阵发性血压增高、心悸、多汗等现象。

2.关键点:及时识别高血压危象的要点。

高血压危象指在一些诱因的作用下血压突然和显著升高,病情急剧恶化,血压一度高达 255/130mmHg。

3.关键点:嗜铬细胞瘤切除手术特别注意事项

麻醉诱导及手术中各种刺激可引起肿瘤分泌释放大量儿茶酚胺入血,导致高血压危象、严重心律失常、休克甚至死亡。

4.关键点:整个团队良好沟通。

外科医师、麻醉科医师和护士是否意识到存在的问题并积极处理(主刀医生提供手术情况信息,护士在麻醉科医师指导下准备好抢救药物等)。

5.关键点:术中低血压的处理要点。

应提前防范术中低血压的发生,在结扎血管与切除肿瘤前数分钟就应停用 α 或 β 受体阻滞剂,"逾量"补液。

6.关键点:如何减少潜在风险?

关键在于充分的术前准备,术中尽量减少挤压瘤体,完善术中监测,准备好血管活性药物等。若出现嗜铬细胞瘤危象,整个手术团队应有良好沟通,团队成员配合抢救。

七、总结

此病例为一位因嗜铬细胞瘤于全麻下行嗜铬细胞瘤切除术的患者,因手术操作挤压瘤体引发高血压危象。期望学员能识别嗜铬细胞瘤切除术中的潜在危机,包括高血压危象、低血压、低血糖等,并针对上述危机做出及时、正确的处理。同时,期望学员在危机处理中逐步具备良好的团队沟通和协作能力。

附录：所需设备与药物等

设备	用药与输液
□腹腔镜及手术器械	□乳酸林格氏液
□麻醉机	□备齐麻醉及手术所需药物
□监护仪	□急救药物（标签）
□药品车	□乌拉地尔、硝普钠、酚妥拉明等血管活性药物
□外科手术台（铺了无菌单及器材包）	□……
□吸引器	
□一般性防护设备	文档表格
□……	□患者信息卡（空白）
	□医嘱
	□数据收集表格
	□知情同意书
	可用的辅助检查
	□血气分析、电解质、血常规等

参考文献

［1］那彦群.中国泌尿外科疾病诊断指南［M］.北京：人民卫生出版社,2014.

［2］中华医学会内分泌学分会肾上腺学组.嗜铬细胞瘤和副神经节瘤诊断治疗的专家共识［J］.中华内分泌代谢杂志,2016,32(3):181-187.

［3］李冠武,徐铮,彭屹峰.嗜铬细胞瘤的 CT 诊断［J］.放射学实践,2006,21(3):284-286.

［4］王大明,于德新,谢栋栋,等.前列腺异位嗜铬细胞瘤 1 例报告并文献复习［J］.中国男科学杂志,2016,30(10):49-52.

［5］Pacak K. Phaeochromocytoma：a catecholamine and oxidative stress disorder［J］. Endocr Regul,2011,45(2):65-90.

（朱意、王海宏、马亮）

第二十章　经尿道电切综合征

一、临床案例设置

姓名：HPS　　　　　性别：男

年龄：76 岁　　　　职业：已退休

教育程度：初中　　　宗教信仰：无

情景设置：患者因"渐进性排尿困难 5 年，加重 3 个月"入院。患者 5 年前无明显诱因出现排尿困难，尿线变细，排尿费力，有尿不尽感，同时夜尿频繁，每晚约 1～3 次，无尿急尿痛，无肉眼血尿，无发热，无腹痛腹泻，经超声检查诊断为"前列腺增生症"，予特拉唑嗪口服后好转，但未长期服药。3 个月前症状加重，夜尿每晚 3～4 次，再次口服特拉唑嗪效果不佳，入院后拟行手术治疗。

既往病史无殊。

二、教学目标

1. 识别经尿道电切综合征，掌握经尿道电切综合征的危机管理。

2. 培养急救意识、临床决策、任务管理以及团队协作能力，提高临床胜任力。

三、背景知识

经尿道电切综合征（transurethral resection of the prostate syndrome, TURS）是指经尿道前列腺电切术（transurethral resection of the prostate, TURP）中需用冲洗液冲洗保证视野清晰，冲洗液大量吸收可引起血容量过多，血液稀释，渗透压下降，导致稀释性低钠血症，引起水中毒。TURS 发生率约为 2%。促使 TURS 发生的因素有前列腺静脉窦开放、前列腺包膜穿孔、冲洗液压力高、手术时间长（＞90min）、使用低渗冲洗液（如蒸馏水）等。TURS 是 TURP 中最为凶险的并发症，若对其认识不足，可能延误诊治导致患者死亡。一般认为水中毒的标准为血清钠低于 120mmol/L。精神症状往往是水中毒最早出现的症状，如头痛、头晕、烦躁、意识丧失等。当冲洗液大量吸收后，患者最初会表现为血容量升高，中心静脉压升高，随后由于循环中的水分快速进入组织间隙而导致血容量减少，引起低血压及心、脑、肺、肾等重要脏器血流灌注不足，产生急性肺水肿、脑水肿等相应的临床表现。

经尿道电切综合征的预防，关键在于减少冲洗液的吸收，采用低压灌注，将冲洗液压强控制在 $6\sim8\text{kPa}$。除此以外，以下措施也有助于预防 TURS 的发生：术前术后监测血钠和血糖；采用椎管内麻醉有助于早期发现水中毒的精神症状；注意排空膀胱，防止膀胱过度充盈；避免前列腺包膜穿孔和切破静脉窦。一旦发生 TURS，外科医师应尽早结束手术，膀胱冲洗液换成温生理盐水，尽量减少冲洗液的吸收，必要时直接停止手术；吸氧，必要时气管插管机械通气；急查电解质、血气分析、血糖、凝血功能、血细胞比容等；若血钠过低，则补充 $3\%\sim5\%$ 高张氯化钠，及时利尿；对症治疗高血钾、心律失常、惊厥和凝血机制紊乱等并发症。

四、教学设置

目标人员：外科住院医师、泌尿外科专科医师、麻醉科专科医师、手术室护士以及相关带教老师。

情景设定：手术室。

预计病例运行时间：$15\sim20\text{min}$。

引导性反馈时间：20min。

五、情景病例运行（表 20-1）

监测显示（模拟人生命体征）：心电图，血压（BP，mmHg），心率（HR，次/min），呼吸频率（RR，次/min），血氧饱和度（SpO_2），体温（T，℃）。

表 20-1　情景病例运行

情景/时间	监护仪显示	患者状态（模拟人）	学员的反应和（或）干预	辅助情节（线索/提示）
情景一（初始情景）	BP 112/68 HR 65 RR 12 SpO_2 98% T 36.7	患者神志清、稍感紧张，腰麻已顺利完成，给予罗哌卡因，测麻醉阻滞平面达 T_8	麻醉科医师检查仪器，准备药品，完成三方核对后开始实施麻醉	手术开始 10min 后外科医师抱怨手术视野模糊，要求加大冲洗液
情景二（患者躁动）	BP 150/90 HR 55 RR 16 SpO_2 95% T 36.5	患者出现躁动，不能明确回答学员的问题	麻醉科医师安抚患者，考虑患者烦躁的原因	外科医师抱怨因患者躁动，影响手术，继续要求加大冲洗液

续表

情景/时间	监护仪显示	患者状态（模拟人）	学员的反应和（或）干预	辅助情节（线索/提示）
情景三（呼吸困难）	BP 102/62 HR 95 RR 30 SpO₂ 89% T 36.5	患者继续躁动，呼吸急促	麻醉科医师识别并处理呼吸困难，辅助通气，考虑改气管插管全身麻醉。通知外科医师停止操作，停止冲洗液灌注。告知护士存在的问题	如果识别并及时处理，病情趋向稳定。如果未及时处理，那么病情趋向恶化
情景四（病情恶化）	BP 84/60 HR 100 RR 35 SpO₂ 70% T 36.0	患者没有反应，喘气样呼吸	予辅助通气、气管插管，使用血管活性药物，如麻黄碱等。 查血气分析、电解质、血常规。 根据结果给予 3%～5% 氯化钠溶液 250～500ml	辅助检查：电解质检查示钠离子 112mmol/L
情景五（病情稳定）	BP 100/70 HR 90 RR 16 SpO₂ 95% PETCO₂ 42 T 36.3	气管插管，辅助通气	分析呼吸困难原因。 外科医师继续手术并尽快结束。 复查血气分析、电解质、血常规。 根据结果继续给予 3%～5%氯化钠溶液 250～500ml。 与家属沟通情况。 术毕送 ICU	辅助检查：电解质检查示钠离子 124mmol/L。 分析原因：外科医师多次要求加大冲洗液导致冲洗液大量吸收引起水中毒

六、教学反馈

1.关键点：该患者躁动可能的原因。

低氧、高碳酸血症、电解质异常、手术刺激等。

2.关键点：患者呼吸困难的原因。

手术疼痛、肺水肿、腹部膨胀膈肌上抬。

3.关键点：TURP 手术特别注意事项。

因前列腺包膜破裂、静脉窦开放、大量冲洗液吸收导致低钠血症；包膜破裂引起手术视野模糊，出血不能有效控制；膀胱颈部穿孔引起尿外渗等。

4.关键点：改变麻醉方案时注意事项。

诱导过程中的低血压风险、术中紧急情况下对气道评估不足。

5.关键点：整个团队良好沟通。

外科医师和护士是否意识到患者存在的问题并对麻醉医师的处理提供帮

助(调整体位、帮助插管、外科医师提供手术情况信息)。

6.关键点:如何减少潜在风险?

整个手术团队沟通良好,团队成员配合插管,必要时可以移去手术铺巾,助手检查插管器械及药物,诱导前正确给氧,准备好血管活性药物等。

七、总结

此病例为一位因前列腺增生于腰麻下行 TURP 的患者。期望学员通过学习,能够识别经尿道前列腺电切术中的潜在危机并做出及时正确的干预处理。作为外科医师,应了解经尿道电切综合征的高危因素,在术中采取必要的预防措施。作为麻醉医师,在患者出现躁动后,分析可能病因,与外科医师、护士进行沟通,进行良好团队配合,对经尿道电切综合征做出正确救治。

附录:所需设备与药物等

设备	用药与输液
□电切镜(含冲洗液)	□乳酸林格氏液
□麻醉机	□备齐麻醉及手术所需药物
□监护仪	□急救药物(标签)
□药品车	□3%～5%氯化钠溶液
□外科手术台(铺了无菌单及器材包)	□冲洗液
□吸引器	□……
□一般性防护设备	
□……	文档表格
	□患者信息卡(空白)
	□医嘱
	□数据收集表格
	□知情同意书
	可用的辅助检查
	□血气分析、电解质、血常规等

参考文献

[1]顾方六.现代前列腺病学[M].北京:人民军医出版社,2003.

[2]Jensen V. The TURP syndrome[J]. Can J Anaesth,1991,38(1):90-96.

[3] Gravenstein D. Transurethral resection of the prostate(TURP)syndrome:a review of the pathophysiology and management[J]. Anesth Analg,1997,84(2):438-446.

(朱意、马亮)

第二十一章　脊柱损伤

一、临床案例设置

姓名：HPS　　　　　　性别：男

年龄：36岁　　　　　　职业：建筑工人

教育程度：初中　　　　宗教信仰：无

情景设置：患者因"15min前从高处坠落受伤"入院。患者15min前不慎从3m高处坠落，颈背部着地，四肢感觉减退、活动不能，无意识不清，无头晕头痛，考虑"脊柱损伤，急性脊髓损伤"。查体：神志清，BP 115/65mmHg，HR 80次/min，SpO$_2$ 98％，肩锁关节周围、锁骨上窝浅感觉存在，四肢浅感觉明显减退，颈后部及胸背部压痛，四肢肌力0级。

既往病史无殊。

二、教学目标

1. 识别脊柱损伤的潜在危机，掌握脊柱损伤的危机管理。

2. 培养急救意识、临床决策、任务管理以及团队协作能力，提高临床胜任力。

三、背景知识

急性脊柱脊髓损伤（acute spine and spinal cord injuries）常发生于工矿及交通事故中，战时及自然灾害时可成批发生，常由直接或间接暴力作用导致，伤情往往较严重，多发伤、复合伤较多，并发症多，合并脊髓损伤时预后差，往往导致损伤节段以下肢体严重的功能障碍，甚至造成终生残疾或危及生命。

1. 特点及临床表现

（1）致伤原因：常由直接或间接暴力作用所致，有严重外伤史，如高空坠落、重物撞击头颈或腰背部、塌方事故、交通事故等。对于坠落伤患者，关注重点在于臀部或四肢是否先着地；对于冲击伤患者，注意暴力是否作用在脊柱上；对于挤压伤患者，重点要查看是否在背弓体位时受到挤压。

（2）脊柱骨折：患者表现为局部疼痛，站立及翻身困难，骨折局部压痛，有时可扪及局限性后突畸形。颈椎骨折可有颈部活动障碍，腰椎骨折可有腰背部肌肉痉挛。同时应注意检查是否合并颅脑、胸、腹和盆腔脏器的损伤。

（3）合并脊髓和神经根损伤：脊髓损伤后，损伤平面以下的运动、感觉、反射、括约肌及自主神经功能受到损害。①感觉障碍：损伤平面以下的痛觉、温度觉、触觉及本体觉减弱或消失。②运动障碍：在脊髓休克期，脊髓损伤节段以下表现为软瘫，反射消失。休克期过后若为脊髓横断伤则出现上运动神经元性瘫痪，肌张力增高，腱反射亢进，出现髌阵挛和踝阵挛及病理反射。③括约肌功能障碍：脊髓休克期表现为尿潴留，为神经反射活动消失，膀胱逼尿肌麻痹形成无张力性膀胱所致。休克期过后，若脊髓损伤在骶髓平面以上，可形成自动反射膀胱（逼尿肌反射存在），排尿费力，残余尿少于100ml，但不能随意排尿，膀胱的排空需通过增加腹压（用手挤压腹部）或用导尿管来排空尿液。若脊髓损伤平面在圆锥部骶髓或骶神经根损伤，则出现尿失禁，同样也会出现便秘或排便失禁。

2.临床评估

神经系统评估：推荐将美国脊柱损伤协会（American Spinal Injury Association，ASIA）分类标准作为脊髓损伤患者的首选神经功能评估方法。

功能结果评估：推荐脊髓功能独立测量表Ⅲ作为脊髓损伤患者脊髓功能评估和随访的首选评估方法。

脊髓损伤相关疼痛评估：推荐国际脊髓损伤疼痛评估基础方法作为脊髓损伤相关疼痛评估的首选方法。疼痛评估包括脊髓损伤患者疼痛严重性、疼痛生理功能、疼痛情感状态等。

3.急救及搬运措施

急性脊柱脊髓损伤的早期识别、有效的院前制动及安全的转送措施，是提高患者安全性和预后的有效手段。因而应尽早制动，正确搬运和转送，减少脊髓二次损伤。先抢救危及生命的损伤，待生命体征平稳后再处理脊柱损伤。如颈椎颈髓损伤患者可出现心肺功能不全，需急诊行气管切开或气管插管辅助通气，并尽快纠正颈髓损伤患者的低血压（收缩压<90mmHg）。如图21-1所示是一种脊柱损伤搬运板。

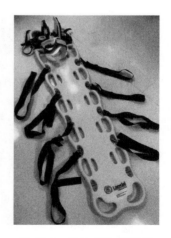

图21-1　脊柱损伤搬运板

（1）院前制动：在现场伤检分类时，对潜在的脊髓损伤患者，宜由经过训练、经验丰富的急救专业人员决定在转运过程中是否需要进行制动。所有合并脊柱或脊髓损伤，以及存在引起脊柱损伤的受伤机制的患者，均推荐进行脊柱制动。采用颈托和带有支持性衬垫的脊柱板、条带固定,能够有效限制脊柱,尤其是颈椎的活动。对清醒、警觉、未中毒的创伤患者、没有颈痛及脊柱压痛的患者、无异常的感觉及运动功能障碍的患者及无重要合并伤的患者不需要脊柱制动。存在脊柱穿透损伤的患者不建议行脊柱固定,患者有可能因为复苏延迟而增加死亡率。

(2)急性脊柱脊髓损伤患者的转运:推荐对急性脊柱脊髓损伤患者进行快速而谨慎的转运,从受伤地点使用最恰当的转运方式转移至最近的权威医疗机构。如果可能的话,推荐将患者转运至专业的急性脊髓损伤诊治中心。

四、教学设置

目标人员:急诊科、外科住院医师和专科医师以及相关带教老师。

情景设定:急救现场。

预计病例运行时间:15～20min。

引导性反馈时间:20min。

五、情景病例运行(表 21-1)

监测显示(模拟人生命体征):心电图,血压(BP,mmHg),心率(HR,次/min),呼吸频率(RR,次/min),血氧饱和度(SpO_2),体温(T,℃)。

表 21-1　情景病例运行

情景/ 时间	监护仪显示	患者状态 (模拟人)	学员的反应和 (或)干预	辅助情节 (线索/提示)
情景一 (救护人员到达现场)	BP 115/65 HR 80 RR 16 SpO_2 98%	患者神志清,精神紧张,诉颈部及背部疼痛,四肢活动不能	询问伤者的姓名、年龄,以及详细的受伤经过和受伤机制。准备转运担架,包含颈托及固定条带	病史提供:患者 15min 前不慎从 3m 高处坠落,颈背部着地,致四肢感觉减退、活动不能。患者表示颈部及背部疼痛明显
情景二 (患者搬运)	BP 135/85 HR 90 RR 16 SpO_2 98%	检查及搬运患者时患者紧张	检查和询问是否有颈部压痛。 对患者进行全身体格检查。 正确使用颈托。颈托固定后询问患者是否有不适及压迫。 安抚患者,嘱患者避免头颈部活动	患者欠配合,试图活动头部。患者表示颈部及背部疼痛明显。体格检查:颈后部及胸背部压痛,肩锁关节周围、锁骨上窝浅感觉存在,四肢浅感觉明显减退,四肢肌力 0 级

情景/ 时间	监护仪显示	患者状态 （模拟人）	学员的反应和 （或）干预	辅助情节 （线索/提示）
情景三 （患者呼吸改变）	BP 130/90 HR 85 RR 20 SpO$_2$ 95％	患者不能明确回答学员的问题，胸式呼吸减弱，腹式呼吸增强	对患者呼吸方式及节律改变的快速判断、诊断	患者胸式呼吸减弱，血氧饱和度下降
情景四 （呼吸困难）	BP 110/60 HR 95 RR 30 SpO$_2$ 89％	患者意识模糊，呼吸轻快	识别并处理呼吸困难，准备行气管插管或气管切开。 与急诊医生、护士沟通并处理存在的问题	如果识别并及时处理，病情趋向稳定。如果未及时处理，病情趋向恶化
情景五 （病情恶化）	BP 84/50 HR 110 RR 8 SpO$_2$ 70％	患者意识丧失，呼吸浅慢	行气管插管或气管切开辅助通气。 若收缩压＜90mmHg，补充容量（乳酸林格氏液500ml，快速静滴）或使用血管活性药物维持血压（重酒石酸去甲肾上腺素2mg＋5％葡萄糖注射液24ml，微泵静推维持，1ml/h起，维持收缩压90～120mmHg）。 可请上级医师加入帮助处理病情	继续该阶段处理直到病情稳定
情景六 （病情稳定）	BP 100/70 HR 90 RR 16 SpO$_2$ 98％	患者气管插管，辅助通气	分析呼吸困难原因。 与急诊医生沟通。转运患者。运送途中，密切观察伤员全身状况并保持呼吸道通畅，防止伤员晃动。 与患者家属沟通病情	分析原因：患者急性脊柱脊髓损伤，颈部脊柱及脊髓受损，影响呼吸及循环中枢

六、教学反馈

1.关键点:患者呼吸困难的原因。

快速评估患者呼吸困难情况,胸式呼吸减弱,腹式呼吸增强。患者急性脊柱脊髓损伤,颈部脊柱及脊髓受损,影响呼吸及循环中枢。

2.关键点:脊柱损伤急救搬运过程中的注意事项。

(1)评估是否存在颈椎及颈髓损伤(询问检查是否有颈部疼痛、压痛)。

(2)对四肢感觉和运动功能进行评估。

(3)对患者及周围的人说明不要转动头部及搬运,寻求足够的人力,准备医疗器材后再搬运。

(4)正确使用颈托,熟悉颈托的前后片及上下位置,颈托固定后询问患者有何感觉,是否有不适和压迫。

(5)搬动患者时,需翻身法搬运,多人协作,完成头锁、头肩锁、双肩锁等动作准确。在搬动过程中动作轻柔,不可扭转、翻转、摇晃躯干,保持身体颈部处于一条直线及平稳。应用无弹性硬质担架,防止颈椎过伸或过屈。

(6)在转运途中,密切观察患者全身状况并保持呼吸道通畅,防止患者晃动。

3.关键点:行气管切开或气管插管辅助通气时的注意事项。

合理评估患者颈椎活动度,避免二次损伤。

4.关键点:整个团队良好沟通。

急诊医生和护士是否意识到存在的问题并提供合理的帮助(头颈固定、调整体位、急救搬运、帮助插管、急诊医生提供病情变化信息)。

5.关键点:如何减少潜在风险?

快速准确评估伤情、损伤部位;正确协调的搬运动作;正确使用颈托等固定设备;密切观察患者全身状况及呼吸情况变化;配备气管切开或气管插管设备。

七、总结

此病例为一位高处坠落导致急性脊柱脊髓损伤的患者。期望学员能识别急性脊柱脊髓损伤的潜在危机并做出及时正确的干预处理,包括询问患者病情、事发现场查体及快速诊断、头颈固定、调整体位、急救搬运等。患者出现呼吸困难后,能够分析可能病因。与急诊医师、护士进行沟通,团队配合良好,并针对颈髓损伤所致的呼吸困难等心肺功能障碍进行紧急处理。

附录:所需设备与药物等

设备	用药与输液
□转运担架/脊柱板(含颈托及固定条带)	□乳酸林格氏液
□监护仪	□去甲肾上腺素
□气管插管或气管切开相关器材	□0.9%氯化钠注射液
□固定用夹板、棉纸、棉垫、绷带、三角巾等	□急救药物(标签)
□……	□……
	文档表格
	□患者信息卡(空白)
	□医嘱
	□数据收集表格
	□知情同意书
	可用的辅助检查
	□无

参考文献

［1］方向明,陈周闻.医学生临床技能操作规范［M］.杭州:浙江大学出版社,2016.

［2］Townsend Jr. C M,Beauchamp R D,Evers B M,et al. Sabiston Textbook of Surgery［M］. 19th ed. Pennsylvania:Elsevier,2012.

［3］Walters B C,Hadley M N. Development of evidence-based guidelines for the management of acute spine and spinal cord injuries［J］. Clinical Neurosurgery,2003,50:239-248.

［4］Walters B C, Hadley M N, Hurlbert R J, et al. Guidelines for the management of acute cervical spine and spinal cord injuries:2013 update［J］. Neurosurgery,2013,72(2):17-21.

［5］Ahn H,Singh J,Nathens A,et al. Pre-hospital care management of a potential spinal cord injured patient: a systematic review of the literature and evidence-based guidelines［J］. Journal of Neurotrauma,2011,28(8):1341-1361.

（陶轶卿、徐文斌）

第二十二章　羊水栓塞

一、临床案例设置

姓名：HPS　　　　　　性别：女

年龄：42 岁　　　　　　职业：公司职员

教育程度：硕士　　　　　宗教信仰：无

情景设置：患者因"停经 41$^+$ 周，下腹痛 2h"入院。孕妇，初潮 14 岁，平素月经规律，周期 28d，经期 6～7d，量中，色红，无痛经，白带无殊。末次月经 2014 年 11 月 16 日，停经 1$^+$ 月自测尿妊娠试验阳性。停经早期无明显恶心呕吐等早孕反应。停经 3$^+$ 月建围产期保健卡，定期产前检查。孕 16$^+$ 周产前筛查结果为低风险。停经 4$^+$ 月自觉胎动并持续至今，无明显异常。停经以来无明显头痛头晕，无畏寒发热，无视物模糊，无阴道流血流液，无胸闷气急，无皮肤瘙痒皮疹，无下肢浮肿等不适。3d 前 B 超提示胎盘轻度剥离。孕妇 2h 前无明显诱因下出现下腹痛，阵发性，无阴道流血流液，无畏寒发热，无恶心呕吐等不适。自觉胎动如常，查胎心 140 次/min，胎动好，BMI 30kg/m^2 左右，张口度 2 横指，门诊拟以"孕 2 产 1 孕 41$^+$ 周 LOA 待产"收住入院。孕妇停经以来神清，胃纳可，大便无殊，体重增加 30kg。

生育史：1-0-0-1。避孕措施：不避孕。既往 2012 年行剖宫产术。

二、教学目标

1. 识别羊水栓塞，掌握羊水栓塞的危机管理。
2. 培养急救意识、临床决策、任务管理以及团队协作能力，提高临床胜任力。

三、背景知识

羊水栓塞（amniotic fluid embolism，AFE）是指在分娩过程中（包括阴道分娩和剖宫产）因母体或胎儿血管屏障破裂，羊水突然进入母体血液循环，引起包括低氧血症、低血压、弥散性血管内凝血（DIC）等临床表现的综合征，是极其严重的分娩期并发症。临床特点为发病率低，起病难以预测，过程急骤，致死率高。因国际上无统一的诊断标准，各个国家或地区的疾病发生率和致死率存在巨大差异。羊水栓塞发生的危险因素包括手术分娩（如剖宫产和器械辅助的阴道分娩)、前置胎盘、胎盘种植和胎盘早剥。其他危险因素可能包括宫颈撕裂、子宫破裂、子痫、羊水过多、多胎妊娠、高龄妊娠及种族等。

1.临床表现

羊水栓塞发病特点是起病急骤、进展迅速、不可预测。典型的羊水栓塞临床表现为羊水栓塞三联征:突然出现的低氧血症和低血压(血压与失血量不符合)以及DIC(图22-1)。

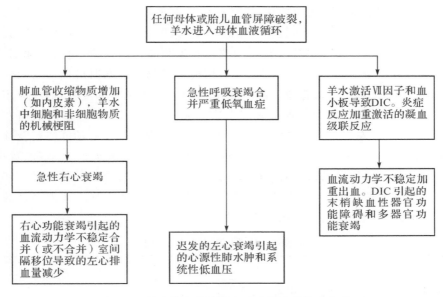

图22-1 羊水栓塞的病理生理过程及其临床表现

不典型的羊水栓塞临床表现:有些病情发展缓慢,症状隐匿,可仅有持续性低血压和凝血功能障碍,甚至可仅表现为一过性呼吸急促、烦躁、胸闷后出现大量阴道流血,也有部分患者可不出现明显的临床表现。

2.治疗措施

如果高度怀疑羊水栓塞,应立即抢救产妇。主要原则为:开始高质量的CPR-ACLS和寻求帮助、如果胎儿可存活立即进行手术分娩、早期纠正右心功能衰竭和纠正继发的左心功能衰竭及心源性肺水肿、防治DIC。

(1)开始高质量的CPR-ACLS和寻求帮助。①孕妇不论是否分娩,出现心脏骤停立即进行胸外按压。②如果孕妇未分娩,那么抬高患者右侧,或者向左侧推举腹部,解除子宫对下腔静脉的压迫。③血管活性药物、抗心律失常药物以及电除颤的剂量选择与普通患者无差别。④如果孕妇未分娩,胎龄≥23周,可同时进行手术分娩,解除下腔静脉压迫。⑤心肺复苏后重点在于应用液体、血管活性药物和心脏正性肌力药物以维持血流动力学稳定,目标是维持平均动脉压于 65mmHg 以上。避免发热引起的神经系统功能损害,应用目标体温管理(32～34℃)。避免纯氧,维持血氧饱和度为 94%～98%。血糖控制在 140～180mg/dl,必要时可静脉应用胰岛素。

(2)早期纠正右心功能衰竭和纠正继发的左心功能衰竭及心源性肺水肿。①羊水栓塞早期主要问题是右心功能衰竭,如有条件,可进行经胸或经食道超声评估,可能提示右心运动减弱,室间隔凸向左心室。②避免低氧、酸中毒和高碳酸血症引起的肺动脉阻力增加,加重右心功能衰竭。③可以使用正性肌力药物,如多巴酚丁胺和米力农,提高右心排血量,同时此类药物可以舒张肺动脉,减轻肺动脉高压。④应用其他有助于减轻肺动脉高压的药物,包括西地那非,吸入或静脉给予前列环素,吸入 NO。应用此类药物时需同时应用血管活性药物,如去甲肾上腺素或血管加压素,纠正低血压。⑤慎用液体复苏,避免应用大剂量液体,以免加重右心功能衰竭以及右心室过度扩张导致的室间隔向左移位,引起继发性左心排血量降低。⑥如果患者出现继发性左心功能障碍及肺水肿,需进行无创的辅助通气或气管插管机械通气。⑦通过增加左心室前负荷、应用血管活性药物提高冠脉灌注压,以及正性肌力药物提高左心排血量。⑧如果患者肺淤血严重,并且对于利尿剂反应较差,需进行透析移除体内多余的水分。抢救过程中用药及剂量如表 22-1 所示。

表 22-1　抢救过程中用药及剂量

药　　物	剂　　量
西地那非	20mg tid 口服或经胃管
多巴酚丁胺	2.5～5.0μg/(kg·min)。更大的剂量可能引起心动过速而影响右室充盈时间
米力农	0.25～0.75μg/(kg·min)。常见的副作用是全身性低血压
吸入 NO	5～40ppm。每 6h 监测高铁血红蛋白,避免突然中断
吸入前列环素	10～50μg/(kg·min)
静脉前列环素	开始时每分钟 1～2ng/kg,滴定达到需要的效果。副作用包括全身性低血压、恶心、呕吐、头痛、下颚疼痛和腹泻
去甲肾上腺素	0.05～3.3μg/(kg·min)

(3)防治 DIC。①严重出血需要药物和手术治疗同时进行。药物治疗包括应用血液制品以维持血小板计数在 50×10^9/L 以上、正常或趋于正常的凝血酶原时间(PT)和国际标准化比值(INR)。②如果有严重出血存在,及时应用血液制品,不必等待凝血功能的实验室检查结果。③可以早期应用红细胞、新鲜冰冻血浆和血小板按 1:1:1 的输血方案输注治疗,减少出血。④羊水物质会激

活患者的纤溶系统,导致纤溶亢进,可以应用氨甲环酸或 ε-氨基乙酸等抗纤溶药物,同时利用血栓弹力图监测药物疗效。⑤应用催产素、麦角新碱或前列腺素类药物积极治疗子宫无力,或通过宫腔填塞减少子宫出血,必要时可通过结扎双侧子宫动脉、切除子宫以减少出血。

高度怀疑羊水栓塞孕妇的抢救流程如图 22-2 所示。

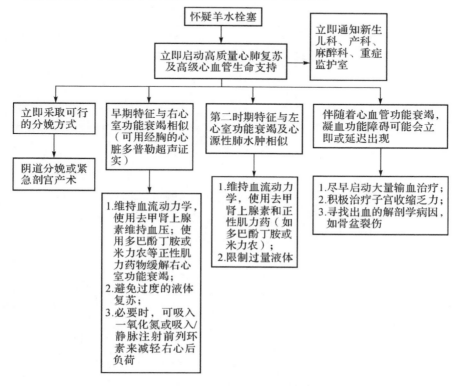

图 22-2　高度怀疑羊水栓塞孕妇的抢救流程

严格说来,羊水栓塞不是能完全预防的疾病。首先应针对可能诱发羊水栓塞的因素加以防范,提高警惕,早期识别羊水栓塞的前驱症状。高度怀疑羊水栓塞时,第一时间进行救治,以免延误抢救时机。

四、教学设置

目标人员:产科住院及专科医师、麻醉科专科医师、手术室护士以及相关带教老师。

情景设定:手术室。

预计病例运行时间:15～20min。

引导性反馈时间:20min。

五、情景病例运行(表22-2)

监测显示(模拟人生命体征):心电图,血压(BP,mmHg),有创动脉血压(ABP,mmHg),心率(HR,次/min),呼吸频率(RR,次/min),血氧饱和度(SpO_2),体温(T,℃),胎心率(FHR,次/min)。

表 22-2　情景病例运行

情景/ 时间	监护仪显示	患者状态 (模拟人)	学员的反应和 (或)干预	辅助情节 (线索/提示)
情景一 (初始 情况)	BP 151/89 HR 88 RR 16 SpO_2 97% T 36.8 FHR 140	患者神清、稍紧张、仰卧位,宫口开 6cm。宫缩 5min/次,每次持续 30s	检查仪器,准备药品。向患者介绍自己及在场医师,三方核对。询问孕妇病史,既往史,近 4h 内是否进食	提示:患者既往有剖宫产史,B超提示胎盘轻度早剥。患者最后一次进食是 2h 前
情景二 (麻醉前)	BP 120/68 HR 78 RR 12 SpO_2 97% T 36.6	患者精神软,感乏力,宫缩 5min/次,每次持续 30s	对患者进行麻醉措施介绍,拟行腰硬联合麻醉操作,请患者予以配合。胎心监护.	产科医师读胎监报告:正常。准备洗手消毒
情景三 (麻醉后)	BP 90/60 HR 90 RR 16 SpO_2 96% T 36.8	患者血压下降明显,感头晕,有恶心感,宫缩 5min/次,每次持续 30s	复测血压,对患者进行体位改变,如体位改变后血压无明显变化,需应用血管活性药物	考虑:患者血压可能是因为仰卧位子宫压迫下腔静脉引起的血液回流受阻造成的
情景四 (呼吸 困难)	BP 75/45 HR 138 RR 30 SpO_2 75% T 36.5	患者明显气急,出现呛咳,继而出现血压急剧下降,心率加快,肺底部湿啰音	发现患者呼吸困难、呛咳、低血压及低氧血症,识别是否存在羊水栓塞。与产科医师、护士沟通存在的问题。①呼叫帮助。②考虑患者饱胃,采用快诱导气管插管:高流量面罩吸氧,不加压通气,托下颌进一步开放气道;静脉给予依托咪酯、芬太尼、罗库溴铵,行气管插管。③气管插管成功后听诊肺呼吸音粗,双肺底可闻及湿啰音、哮鸣音。④给予 NO 吸入。⑤桡动脉置管测压,深静脉置管,查血常规、凝血全套、3P 试验等	行剖宫产,娩出 1 活男婴。 患者存在困难气道:面罩吸氧时患者鼾声严重,双手托下颌效果不佳(若学员紧急给予口咽通气道或鼻咽通气道可改善);患者张口度小,第一次气管插管失败(改由上级医师插管后成功)

情景/时间	监护仪显示	患者状态（模拟人）	学员的反应和（或）干预	辅助情节（线索/提示）
情景五（抢救阶段）	ABP 65～80/40～55 HR 120～130 RR 12 SpO₂ 90% PETCO₂ 18 T 36.9	全麻状态,辅助通气	①纠正心功能障碍及肺动脉高压:多巴酚丁胺,米力农,吸入NO。②给予升压药:去甲肾上腺素或血管加压素。③防治DIC:提取红细胞、新鲜冰冻血浆、血小板、氨甲环酸。⑥查血气结果	如果治疗不当,进入心脏骤停
情景六（继续抢救）	ABP 70～80/40～55 HR 120～130 RR 12 SpO₂ 93% PETCO₂ 25 T 36.6	全麻状态,辅助通气	①继续给予升压药。②纠酸:碳酸氢钠静滴。③红细胞已到,核对输血。④补钙等对症处理	继续抢救,给药无严格先后要求。 血气分析结果回复:pH 7.11,钙0.84mmol/L
情景七（病情稳定）	ABP 92/55 HR 88 RR 12 SpO₂ 95% PETCO₂ 35 T 36.7	全麻状态,辅助通气	①维持血流动力学稳定:应用血管活性药物,维持平均动脉压65mmHg以上。②恢复后目标体温管理。③避免纯氧通气。④监测血糖,必要时应用胰岛素。⑤准备转运的物品,与ICU医生电话交接	产科医师和麻醉科医师、护士一起转运

六、教学反馈

1.关键点:该患者的术前评估要点。

患者行急诊剖宫产,既往史无殊,需了解进食情况,以及患者是否存在困难气道。

2.关键点:患者行剖宫产过程中突发呛咳、呼吸困难、低血压及低氧血症的原因。

考虑羊水通过产妇开放血窦进入循环,发生羊水栓塞。

3.关键点:羊水栓塞发生时终止妊娠的时机。

该患者未行剖宫产,但发生羊水栓塞,胎儿已处于可存活时期(≥23周),在抢救孕妇的同时,尽快进行剖宫产去除胎儿,提高孕妇抢救的成功率。

4.关键点:与整个团队是否有良好沟通?

产科医师和助产师是否意识到患者存在的问题并对麻醉医师的处理提供

帮助(快速判断羊水栓塞的可能性)。

5.关键点:羊水栓塞发生的高危因素。

羊水栓塞发生的常见危险因素包括手术分娩(如剖宫产和器械辅助的阴道分娩)、前置胎盘、胎盘种植和胎盘早剥。其他危险因素可能包括宫颈撕裂、子宫破裂、子痫、羊水过多、多胎妊娠、高龄妊娠及种族等。

6.关键点:患者行麻醉后出现低氧血症,同时伴有张口度小、鼾声明显,且患者 2h 前进食,不宜加压通气,应如何干预气道? 如何进行麻醉诱导?

患者(孕妇)膨大的子宫挤压腹腔脏器,加之患者 2h 前进食,麻醉诱导时应考虑是饱胃患者,行快速序贯诱导气管插管。但患者张口度小,鼾声明显,提示患者存在气道梗阻及插管困难可能,应选择紧急气道干预,包括置入口咽通气道、鼻咽通气道、喉罩等(图 22-3)。

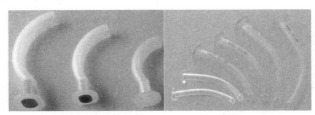

A.口咽通气道   B.鼻咽通气道

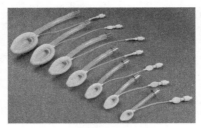

C.喉罩

图 22-3　紧急气道工具

七、总结

此病例为一位高龄孕妇拟行剖宫产手术,包括入室后核对、监护、开通静脉、麻醉前评估及诱导后患者出现低血压、呛咳、呼吸困难后进行抢救的过程。期望学员通过学习,掌握羊水栓塞的临床表现和急救措施,分析可能病因,与产科医师、护士进行充分沟通,进行良好团队配合,并针对羊水栓塞做出合理处理。

附录:所需设备与药物等

设备材料	用药与输液
□产科模拟人	□甲泼尼龙琥珀酸钠(甲强龙)
□监护仪	□氨茶碱
□胎心监护仪	□西地兰
□压力换能器	□呋塞米(速尿)
□气管插管设备	□血浆
□人工破膜包	□纤维蛋白原
□接生包	□氨甲环酸
□骨盆内、外测量器	□碳酸氢钠
□破膜针	□依托咪酯
□窥阴器	□芬太尼
□听诊器	□罗库溴铵(爱可松)
□气管插管全套	□阿托品
□深静脉穿刺包	□10%葡萄糖酸钙溶液
□血气针	□……
□……	
	文档表格
	□患者信息卡(空白)
	□医嘱
	□数据收集表格
	□知情同意书
	可用的辅助检查
	□产程图
	□血气分析
	□记尿量

参考文献

[1]华克勤.实用妇产科学[M].北京:人民卫生出版社,2013:377-382.

[2]沈铿,马丁.妇产科学[M].3版.北京:人民卫生出版社,2015.

[3]谢幸,苟文丽.妇产科学[M].8版.北京:人民卫生出版社,2013.

[4]魏丽惠.妇产科临床思维[M].北京:科学出版社,2008:353-358.

[5]陈红.中国医学生临床技能操作指南[M].北京:人民卫生出版社,2014.

[6]蔺莉.实用妇产科查房医嘱手册[M].北京:北京大学医学出版社,2012.

［7］Society for Maternal-Fetal Medicine(SMFM). Electronic address：pubs @smfm. org，Pacheco L D，Saade G，et al. Amniotic fluid embolism：diagnosis and management［J］. American Journal of Obstetrics ⅋ Gynecology，2016，215 (2)：B16-24.

（鲁逸樵、褚丽花、阮恒超）

第二十三章 子痫

一、临床案例设置

姓名：HPS　　　　　　　性别：女

年龄：29 岁　　　　　　职业：职员

教育程度：本科　　　　宗教信仰：无

情景设置：患者因"停经 36 周，发现血压升高 1d"入院。孕妇初潮 14 岁，平素月经规律，周期 30d，经期 5d，量中，色红，无痛经，白带无殊。末次月经 2015 年 2 月 6 日，量及性状同前。停经 35d 自测尿妊娠试验阳性。停经早期无明显恶心呕吐等早孕反应。停经 3 月于社区建围产期保健卡，此后定期产检，无明显异常。停经 4$^+$ 月自觉胎动并持续至今无明显异常。1d 前患者常规产前检查，测血压 168/94mmHg，休息后复测血压 162/90mmHg，患者偶感头痛头晕，无视物模糊，无恶心呕吐，无腹痛及阴道流血，自觉胎动如常。查尿常规示"尿蛋白＋＋＋"。门诊拟以"重度子痫前期，孕 1 产 0 孕 36 周 ROA 待产"收住入院。自发病来神志清，胃纳可，大小便无殊，孕期体重增加 15kg，近一周体重增加 2kg。

生育史：0-0-0-0。避孕措施：不避孕。既往病史无殊。

二、教学目标

1. 尽早识别先兆子痫，掌握子痫的危机管理。

2. 培养急救意识、临床决策、任务管理以及团队协作能力，提高临床胜任力。

三、背景知识

妊娠期高血压疾病（hypertensive disorders complicating pregnancy）是妊娠期特有的疾病，包括妊娠期高血压、子痫前期、子痫、慢性高血压并发子痫前期以及慢性高血压合并妊娠。本类疾病以高血压、蛋白尿、水肿为特征，并伴有全身多脏器损害，严重患者可出现抽搐、昏迷、脑出血、心力衰竭、胎盘早剥和弥散性血管内凝血，甚至死亡。

1. 临床表现与诊断

（1）子痫前期：在妊娠高血压状态下，出现蛋白尿是子痫前期的重要依据。

1)轻度子痫前期:妊娠 20 周以后出现收缩压≥140mmHg 和(或)舒张压≥90mmHg,伴尿蛋白≥0.3g/24h 或随机尿蛋白≥+(无法进行尿蛋白定量时的检查方法);无蛋白尿但伴有以下任何一种器官或系统受累:心、肺、肝、肾等重要器官,或循环系统、消化系统、神经系统的异常改变,胎盘-胎儿受累等。血压和(或)尿蛋白水平持续升高,发生母体器官功能受损或胎盘-胎儿并发症是子痫前期病情向重度发展的表现。

2)重度子痫前期:在轻度子痫前期基础上,可出现下述任一不良情况:①血压持续升高,收缩压≥160mmHg 和(或)舒张压≥110mmHg;②尿蛋白≥5.0g/24h或随机尿蛋白≥+++;③持续性头痛或视觉障碍或其他脑神经症状;④持续性上腹部疼痛,肝包膜下血肿或肝破裂症状;⑤肝功能异常,谷丙转氨酶(ALT)或谷草转氨酶(AST)升高;⑥肾功能异常,少尿(24h 尿量<400ml,或每小时尿量<17ml,或血肌酐>106μmol/L);⑦低蛋白血症伴胸腔积液或腹腔积液;⑧血液系统异常,血小板持续性下降并低于 100×10^9/L;血管内溶血、贫血、黄疸或血乳酸脱氢酶升高;⑨心力衰竭、肺水肿;⑩胎儿生长受限或羊水过少;⑪早发型,即妊娠 34 周以前发病。

(3)子痫:在子痫前期的基础上发生不能用其他原因解释的抽搐。子痫抽搐进展迅速,前驱症状短暂,表现为抽搐、面部充血、口吐白沫、深昏迷;随之深部肌肉僵硬,很快发展成为典型的全身高张力阵挛惊厥、有节律的肌肉收缩和紧张,持续约 1～1.5min,其间患者无呼吸动作;此后抽搐停止,呼吸恢复,但患者仍昏迷;最后意识恢复,但困惑、易激惹、烦躁。

2.治疗措施

妊娠期高血压的治疗目的是控制病情、延长孕周、尽可能保障孕妇和胎儿安全。治疗基本原则是休息、镇静、有指征的降压、利尿,密切监测母胎情况,适时终止妊娠。对于子痫前期,应有指征地降压、硫酸镁预防子痫、镇静、利尿,密切监测母胎情况,适时终止妊娠;对于子痫,应控制抽搐,病情稳定后终止妊娠。

(1)一般治疗:休息,镇静(常用药物有地西泮等),间断吸氧,饮食(充足蛋白质和热量),密切监护胎儿状态。

(2)解痉:硫酸镁,常静脉给药结合肌内注射。

(3)降压:若孕妇未并发脏器功能损伤,则理想降压至收缩压 130～155mmHg,舒张压 80～105mmHg;若孕妇并发脏器功能损伤,则收缩压应控制在 130～139mmHg,舒张压应控制在 80～89mmHg。常用药物有盐酸拉贝洛尔、硝苯地平等。

(4)扩容:一般不主张用,仅用于严重的低蛋白血症、贫血,可选用人血白蛋白、血浆、全血等。

（5）利尿：一般不主张用，仅用于全身水肿、肺水肿、脑水肿、肾功能不全、心力衰竭时，可酌情使用呋塞米等快速利尿剂。

（6）终止妊娠的指征：子痫前期患者经积极治疗 24～48h 仍无明显好转；子痫前期患者孕周＞34 周；子痫前期患者孕周＜34 周，胎盘功能减退，胎儿已成熟；子痫前期患者孕周＜34 周，胎盘功能减退，胎儿尚未成熟，可用地塞米松促胎肺成熟后终止妊娠；子痫控制后 2h 可考虑终止妊娠。

若发生子痫，应立即左侧卧位以减少误吸，开放呼吸道，建立静脉通路。

四、教学设置

目标人员：产科住院及专科医师、产科专科护士以及相关带教老师。

情景设定：产科病房、手术室。

预计病例运行时间：15～20min。

引导性反馈时间：20min。

五、情景病例运行（表 23-1）

监测显示（模拟人生命体征）：心电图，血压（BP，mmHg），心率（HR，次/min），呼吸频率（RR，次/min），血氧饱和度（SpO_2），体温（T，℃），胎心率（FHR，次/min）。

表 23-1　情景病例运行

情景/时间	监护仪显示	患者状态（模拟人）	学员的反应和（或）干预	辅助情节（线索/提示）
情景一（初始情况）	BP 172/102 HR 72 RR 18 SpO_2 96% T 36.8 FHR 148	患者神志清，精神紧张，略有焦虑，诉有头晕，无胸闷气急，无视物模糊。因"停经 36 周，发现血压升高 1d"入院	对患者行重点体格检查及产科体格检查，向患者询问病史。查血常规、肝肾功能、凝血功能、甲状腺功能全套、术前四项、尿常规、24h 尿蛋白定量、心电图、胎儿生长测量 B 超、胎儿电子监护等	体格检查：心肺听诊无殊，腹软，无压痛反跳痛，双下肢中度水肿。产科体检：宫高 33cm，腹围 101cm，胎方位 LSA，先露臀，浮。病史提供：孕妇 1d 前常规产前检查，测血压 168/94mmHg，休息后复测血压 162/90mmHg，稍有头晕，无视物模糊，无恶心呕吐。辅助检查：肝肾功能：白蛋白 27.2g/L，其余项目在正常范围；尿常规：尿蛋白＋＋＋；外院 24h 尿蛋白定量 15g/24h。血常规、凝血功能无殊。甲状腺功能报告未出。心电图：窦性心律，正常心电图。胎儿电子监护：NST（＋）；胎儿 B 超：宫内孕，单活胎

续表

情景/时间	监护仪显示	患者状态（模拟人）	学员的反应和（或）干预	辅助情节（线索/提示）
情景二（一般治疗）	BP 170/99 HR 70 RR 22 SpO$_2$ 98% T 36.7 FHR 152	患者诉头晕明显，稍有胸闷气急	嘱患者卧床，左侧卧位，吸氧，心电监护，床边胎儿电子监护，开放两路静脉通路，低盐高蛋白饮食。 予25%硫酸镁20ml＋10%葡萄糖注射液静推5～10min（负荷剂量），后25%硫酸镁60ml＋5%葡萄糖注射液500ml静脉滴注，滴速1g/h；硝苯地平10mg口服；白蛋白10g＋呋塞米20mg静推利尿。 给药后半小时，再次测血压	床旁胎儿电子监护：无殊
情景三（患者抽搐）	BP 182/108 HR 103 RR 30 SpO$_2$ 89% T 37.2 FHR 140	1h后患者诉头痛加剧，视物模糊，突然呼之不应，眼球固定，瞳孔散大，牙关紧闭，全身及四肢强直，发生抽搐	予患者头偏向一侧，置入牙垫，面罩吸氧。 予10mg地西泮肌内注射；盐酸拉贝洛尔20mg静脉滴注；继续滴注25%硫酸镁60ml＋5%葡萄糖注射液500ml；20%甘露醇250ml快速静脉滴注	
情景四（病情恶化）	BP 181/103 HR 80 RR 32 SpO$_2$ 70% T 37.9 FHR 120	患者持续抽搐不缓解，伴有胃内容物呕吐，陷入深昏迷	立即气管插管，胎儿电子监护。 再次地西泮10mg肌内注射或哌替啶50mg肌内注射；降压、解痉等治疗同前	胎儿电子监护提示：偶发变异减速
情景五（病情稳定）	BP 142/92 HR 88 RR 18 SpO$_2$ 95% T 37.2 FHR 148	患者停止抽搐，全身肌肉松弛，深长吸气，缓慢恢复呼吸，缓慢苏醒	予禁食，左侧卧位，吸氧，密切心电监护，胎儿电子监护，完善术前检查，备血，2h后拟行剖宫产术，与家属沟通病情并签署知情同意书	胎儿电子监护无殊。 家属已签署知情同意书

六、教学反馈

1.关键点:该患者入院时子痫前期程度。

本院门诊随机尿蛋白+++,且入院时血压 172/102mmHg,属于重度子痫前期。

2.关键点:患者抽搐的原因是什么? 子痫发作前常有什么症状?

患者抽搐的原因首先考虑是子痫发作。子痫发作前常有头痛、视觉异常。

3.关键点:患者突发抽搐应考虑的鉴别诊断。

癫痫、脑炎、脑肿瘤、脑血管畸形破裂出血、糖尿病高渗性昏迷、低血糖昏迷等。

4.关键点:子痫发作后终止妊娠的时机。

若患者孕周>34 周,子痫控制后 2h 可考虑终止妊娠;患者孕周<34 周,胎儿尚未成熟,在子痫控制后病情稳定情况下,用地塞米松促胎肺成熟后终止妊娠。

5.关键点:整个团队是否有良好沟通?

产科医师和护士是否能够互相配合,快速有效地处理子痫发作并为预防子痫发作提供帮助。

七、总结

此病例为一位孕 36 周重度子痫前期孕妇。期望学员能规范治疗重度子痫前期孕妇并发现子痫的潜在危机,从而及时做出正确干预处理,包括采集病史、必要的体格检查、关键的辅助检查、生命体征监护、开通静脉通路、完善术前常规等。患者出现抽搐后,能分析可能病因,与产科医师、护理人员进行沟通,进行良好团队配合,并针对子痫的发生做出合理处理。

附录:所需设备与药物等

设备	用药与输液
□产科模拟人	□25％硫酸镁
□心电监护仪	□盐酸拉贝洛尔针剂
□胎心监护仪	□地西泮针剂
□牙垫	□20％甘露醇
□面罩	□5％葡萄糖注射液
□输液器	□硝苯地平片
□输液泵	□……
□抢救设备	
□眼底镜	文档表格
□……	□患者信息卡(空白)

□医嘱

□护理文书(血压记录)

□知情同意书

可用的辅助检查

□24h 尿蛋白定量检查单

□胎儿电子监护单

参考文献

[1]华克勤.实用妇产科学[M].北京:人民卫生出版社,2013:112-121.

[2]沈铿,马丁.妇产科学[M].3 版.北京:人民卫生出版社,2015.

[3]谢幸,苟文丽.妇产科学[M].8 版.北京:人民卫生出版社,2013.

[4]魏丽惠.妇产科临床思维[M].北京:科学出版社,2008:266-268.

[5]陈红.中国医学生临床技能操作指南[M].北京:人民卫生出版社,2014.

[6]蔺莉.实用妇产科查房医嘱手册[M].北京:北京大学医学出版社,2012.

[7]杨孜,张为远.妊娠期高血压疾病诊治指南(2015)[J].中华妇产科杂志,2015,50(10):206-213.

(鲁逸樵、阮恒超)

第二十四章　小儿心肺复苏

一、临床案例设置

姓名:HPS　　　　　性别:女

年龄:4 岁　　　　　职业:散居儿童

教育程度:无　　　　宗教信仰:无

情景设置:患儿因"发热 3d,呕吐 2d"入院。患儿于 3d 前无明显诱因下出现发热,测体温 38.7℃,无畏寒寒战,无抽搐,家属予口服蒲地兰、健儿清解液后体温未能降至正常。2d 前出现进食后呕吐,每天 2～3 次,呕吐量中等,病程中有咳嗽,无头晕头痛,无腹胀腹泻,无呼吸困难,无口周发绀。今日患儿精神差,出汗量多,面色苍白,进食差,故来院就诊。查心超示:"心脏左室收缩功能减低(射血分数:43%),左房增大,心包积液,三尖瓣轻度返流。"拟以"暴发性心肌炎"收住儿童重症监护室。入院后心电监护提示"三度房室传导阻滞",遂联系心内科,拟送手术室行全麻下临时起搏器植入术。准备转运时,患儿突然呼之不应,心电监护提示心率下降至 34 次/min,氧饱和度 50%。查体:T 37.3℃,HR 34 次/min,喘息样呼吸,BP 42/23mmHg,呼之不应,面色苍白,双侧瞳孔等大等圆,直径 2mm,光反射存在,两肺未闻及明显啰音,心音不能闻及,腹软,肝肋下 3cm,质软,脾肋下未及明显肿大,神经系统未及阳性体征,肢端凉,毛细血管充盈时间 5s。

患儿既往病史无殊。

二、教学目标

1.掌握儿童心肺复苏流程。

2.培养急救意识、临床决策、任务管理以及团队协作能力,提高临床胜任力。

三、背景知识

心脏骤停(sudden cardiac arrest)是公共卫生和临床医学领域最危急的情况之一,是指心脏射血功能的突然终止,大动脉搏动与心音消失,表现为心脏机械活动突然停止,患者对刺激无反应、无脉搏、无自主呼吸或濒死喘息等,如不能得到及时有效的救治患者通常会即刻死亡,即心源性猝死。

1. 临床特征

对于患儿,若拍双肩(儿童)或轻拍足底(婴儿)并呼唤无回应,即可确定患者已处于昏迷状态。再注意观察患儿胸腹部有无起伏呼吸运动。如触颈动脉和股动脉无搏动,心前区听不到心跳,可判定患儿已心脏骤停。请注意:在临床抢救流程上,确定患者没有意识后就要争分夺秒启动急救反应系统,而不是继续系统性的体格检查。

2. 治疗措施

心脏骤停是一个可逆的或经过积极治疗干预可以被逆转的过程。一旦发生心脏骤停,最有效的处理手段就是及时心肺复苏。当心脏骤停发生时,应尽早启动包括5个环节的生存链:①立即识别心脏停搏并启动急救系统;②尽早进行心肺复苏,其中最重要的是胸外按压;③快速除颤;④有效的高级生命支持;⑤综合的心脏骤停后治疗。其中,心肺复苏的流程可被概括为"叫叫CAB":①叫:确定患者有无意识;②叫:根据不同情景启动急救反应系统(如在院外,可以打"120"急救电话;如在院内,根据医院的预案呼叫更多的同事参与抢救),并拿自动体外除颤仪(automated external defibrillator, AED)过来;③C(compression):立即施行胸外心脏按压;④A(airway):打开呼吸道,维持呼吸道通畅;⑤B(breathing):人工呼吸(口对口人工呼吸,有条件时可用皮囊加压通气);正确使用AED除颤,依据机器指示进行操作急救。

四、教学设置

目标人员:麻醉科、监护室住院医师和专科医师、监护室护士以及相关带教老师。

情景设定:儿童重症监护室。

预计病例运行时间:15~20min。

引导性反馈时间:20min。

五、情景病例运行(表 24-1)

监测显示(模拟人生命体征):心电图,血压(BP,mmHg),心率(HR,次/min),呼吸频率(RR,次/min),血氧饱和度(SpO_2),体温(T,℃)。

表 24-1 情景病例运行

情景/时间	监护仪显示	患者状态（模拟人）	学员的反应和（或）干预	辅助情节（线索/提示）
情景一（初始情况）	BP 42/23 HR 34 RR 喘息 SpO₂ 50% T 37.3	对拍打及呼叫失去反应，心电监护提示血压及 SpO₂ 持续下降	呼唤、拍肩确定患儿没有意识，启动急救反应系统，并准备除颤仪。立刻评估脉搏及呼吸（5～10s），开始胸外按压及打开气道、皮囊面罩加压给氧。核对患者信息，向家属询问病史并告病危，行重点体格检查并简单安抚家属情绪。与此同时检查仪器、准备药品。护士立即建立静脉通路	体格检查：无反应，双侧瞳孔等大等圆，对光反射迟钝，口周发绀，双肺呼吸音不可闻及，心音低，心率约30次/min，律不齐，腹软，四肢湿冷，神经系统反射不能引出。 病史提供：患儿于3d前无明显诱因下出现发热，2d前出现进食后呕吐，今日患儿精神差，出汗量多，面色苍白，进食差。入院后患儿突然呼之不应。 家属已签署病危通知单
情景二（心跳呼吸不能恢复）	BP 测不出 HR 测不出 RR 喘息 SpO₂ 测不出 T 36.7	患儿已连接心电监护仪。胸外按压及皮囊面罩加压给氧下心跳呼吸不能恢复。口唇面色发绀，肢端湿冷	每2min评估心电活动是否需要除颤，持续胸外按压，麻醉科医师到，予气管插管接皮囊面罩加压给氧。如心电活动显示为室颤或无脉性室性心动过速，则予电除颤，第一次2J/kg，之后4J/kg。第二次除颤后可予肾上腺素 0.01mg/kg（1∶10000）静脉注射1次，3～5min后重复。第三次除颤后可予胺碘酮 5mg/kg 静脉推注，并开始寻找可逆性病因。如心电活动为心室电静止或无脉性电活动（PEA），则开始予肾上腺素。寻找可逆性病因。 查血气分析	辅助检查：血气分析示 pH 7.030，PaCO₂ 38.4mmHg，PaO₂ 33.0mmHg，K⁺ 6.8mmol/L，Ca²⁺ 0.94mmol/L，Lac 6.2mmol/L，HCO₃⁻ 15.5mmol/L，ABE 14.0mmol/L。患儿心率仍测不出，血钾高，给予10%葡萄糖酸钙 2ml/kg 静脉注射1次。 分析病因：患儿血气分析提示高钾血症，可导致心脏停搏，予葡萄糖酸钙可快速拮抗高钾

续表

情景/ 时间	监护仪显示	患者状态 （模拟人）	学员的反应和 （或）干预	辅助情节 （线索/提示）
情景三 （自主心 跳呼吸 恢复）	BP 76/45 HR 55 RR 10 SpO$_2$ 82% T 37.0	停止心肺复苏后患儿自主心率呼吸存在,心率仍偏慢,气管插管辅助通气,四肢湿冷较前好转	呼吸机辅助通气,充分镇静镇痛。予肾上腺素0.1μg/(kg·min)静脉维持。注意根据生命体征及时调整血管活性药物用量。 复查血气分析。 考虑原发病因予以治疗:患儿心率仍偏慢,转手术室麻醉下放置临时起搏器治疗	患儿原发病考虑为暴发性心肌炎,立即查心电图及心肌标志物助诊,予丙种球蛋白1g/kg及甲泼尼龙琥珀酸钠（甲强龙）10mg/kg静脉注射。考虑患儿由于原发病导致的急性心力衰竭,必要时可联系体外循环,给予机械辅助支持:体外膜肺氧合（extracorporeal membrane oxygenation,ECMO）

六、教学反馈

1.关键点:儿童心脏骤停的评估要点。

对于婴儿,在呼叫的同时,应刺激足底来评估其反应。对于儿童,则在呼叫的同时拍患儿肩膀。无反应者立即启动急救反应系统并携带除颤仪。再评估脉搏、呼吸情况,需注意评估脉搏的位置（婴儿肱动脉,儿童颈动脉或股动脉）。

2.关键点:儿童心肺复苏与成人的区别。

(1)胸外按压方法不一样:儿童胸外按压时使用单手或双手按压法;婴儿胸外按压时,单人使用双指按压法,位于乳头连线中点略下部,双人使用双手环抱法,双拇指置于乳头连线中点略下部。婴儿按压深度约4cm,儿童按压深度约5cm。未建立高级气道时,应根据年龄选择合适的面罩,单人复苏,按压通气比30∶2;双人复苏,按压通气比15∶2。建立高级气道后（气管插管后）,负责胸外按压的医疗人员以每分钟100次的频率进行不间断按压,负责通气者以每6～8s给予1次人工呼吸的速度（8～10次/min）进行通气。两名施救者不再进行按压与呼吸的配合。

(2)评估意识和脉搏的方法与成人不同（如关键点1所述）。

(3)如院前急救,现场只有一个救护员,且这个患儿不是救护员目击倒地的,此时在评估后先进行2min单人心肺复苏后再短暂离开患儿去呼救求援。

(4)电除颤剂量不一样:第一次2J/kg,之后4J/kg。

3.关键点:整个团队如何进行良好沟通?

在场的医师和护士要使用闭环式沟通的方式,团队领导者要有全局思考和前瞻性指挥,人员分工需合理,要有反复评估、及时小结和意见反馈,团队成员要了解自己的不足并会向其他成员寻求帮助。

4.关键点:怎么减少潜在风险?

心血管科和重症监护室、麻醉科治疗团队之间有良好沟通,团队成员配合进行胸外按压和皮囊通气、药物使用、气管插管和呼吸机调节等,护士保证患儿静脉通道开放、准备好抢救药物等。

七、总结

此病例为一名因暴发性心肌炎急性心功能不全导致心脏骤停的患儿。期望学员能对心脏骤停做出快速反应并及时做出正确干预处理,包括现场评估、心肺复苏、开通静脉、除颤仪使用、药物使用以及人工气道建立呼吸机支持等。当患儿心跳呼吸不能恢复时,能分析可能病因,与心血管专科医师及重症监护室医师、护理人员进行沟通,进行良好团队配合,并针对小儿心脏骤停做出恰当的处理。

附录:所需设备与药物等

设备	用药与输液
□皮囊及面罩	□4∶1液
□监护仪	□肾上腺素
□药品车	□10％碳酸氢钠
□吸引器	□10％葡萄糖酸钙
□一般性防护设备	□多巴胺
□抢救车	□多巴酚丁胺
□气管插管设备	□咪达唑仑注射液(月力西)
□儿童呼吸机	□甲泼尼龙琥珀酸钠(甲强龙)
□儿童除颤仪	□丙种球蛋白
□……	□胺碘酮
	□……
	文档表格
	□患者信息卡(空白)
	□医嘱
	□数据收集表格
	□知情同意书
	可用的辅助检查
	□血气分析、电解质等

参考文献

［1］de Caen A R，Berg M D，Chameides L，et al. Part 12：Pediatric Advanced Life Support：2015 American Heart Association Guidelines update for cardiopulmonary resuscitation and emergency cardiovascular care. Circulation，2015，132(18 Suppl 2)：S526-S542.

（王毓佳、赵佳莲、叶盛）

第二十五章 院内心脏骤停

一、临床案例设置

情景设置:在某医院急诊中心,"120"救护车送来一名患者。该患者30多岁,在小巷内被路人发现昏迷在地,旁观者打了"120"电话,救护人员到达时发现患者没有意识和呼吸。在现场还发现了他随身携带的一支空注射器。现在你和同事对他进行接诊和处理。

二、教学目标

1. 掌握心肺复苏技能。

2. 培养急救意识、临床决策、任务管理以及团队协作能力,提高临床胜任力。

三、背景知识

心肺复苏分三阶段,第一阶段是基本生命支持(basic life support,BLS)阶段,指施救者在院前没有仪器设备的情况下,通常使用心肺复苏术(cardiopulmonary resuscitation,CPR)为患者进行抢救;第二阶段是高级心血管生命支持(advanced cardiac life support,ACLS),指急救中心的医务人员到达现场,由医务人员接手后进行的生命支持,包括患者从现场转入医院或者急救车上所实施的一系列措施。患者的自主循环恢复后进入心肺复苏的第三个阶段,即长期生命支持(prolonged life support,PLS),主要是脑复苏和脏器功能支持的后续阶段。

ACLS的评估可分为初期评估和二期评估。初期评估可概括为 ABCDE,即气道(Airway,A),呼吸(Breathing,B),循环(Circulation,C),功能障碍(Disability,D),暴露(Exposure,E)。

A. 气道:判断气道是否通畅,查明呼吸道有无阻塞。检查口腔、鼻腔,清除分泌物、异物。可利用仰头提颏法来开放气道或使用一些辅助设施来畅通呼吸道,比如口咽/鼻咽通气道、喉罩/喉管或气管插管等高级气道设施、紧急环甲膜穿刺或切开等。在国内,气管插管最为常用,也是高级生命支持开始的标志。

B. 呼吸:检查呼吸情况、是否有缺氧征象。若有缺氧征象或自主呼吸停止,则应给予人工正压通气并连接 100％氧气。高级气道建立前可使用球囊面罩，并视情况使用口咽/鼻咽通气管和喉罩等设备。如置有畅通气道的设施，应检查这些设施是否正确放置。心肺复苏中，高级气道建立前按压通气比为 30∶2；高级气道建立后，每 6s 给予 1 次人工呼吸，同时持续胸外按压。避免过度通气。

C. 循环：检查颈动脉搏动，若心脏停搏，则尽快开始心肺复苏。心肺复苏中应保持按压速率在 100～120 次/min，成人患者的按压深度应至少达到 5cm，按压后应让胸廓充分回弹，如能实施持续不中断的胸外心脏按压则最为理想，应尽量减少按压中断的时间，如电击除颤、实施通气等中断按压的时间应限制在 10s 内，持续高质量心脏按压直至患者自主循环恢复（return of spontaneous circulation，ROSC）。持续高质量的胸外按压在心肺复苏中十分重要，必要时可使用 CO_2 波形装置或动脉内舒张末压来监测 CPR 质量。胸外按压占比（chest compression fraction，CCF）应不低于 60％，CCF 越大，患者生存率越高。尽快连接监护仪/除颤仪，获取心电节律。根据患者心律失常类型，进行电击除颤。可电击心律：室颤、无脉性室速；不可电击心律：心搏停止、无脉电活动。双向波除颤器可使用制造商推荐能量，如初始能量为 120～200J，后续除颤可考虑增加能量；单相波除颤器使用 360J。尽早建立静脉通路/骨内通路，根据患者心脏骤停原因与心律失常类型，选择相应的复苏药物。心脏骤停时可应用肾上腺素，1mg/次，静脉通路/骨内通路推注，每 3～5min 重复给药。当患者的心律不适合电除颤时，应尽早给予肾上腺素。对于室颤/无脉性室速患者，当 CPR、多次除颤以及给予肾上腺素后，如室颤/无脉性室速仍持续，可考虑给予抗心律失常药物，如胺碘酮，静脉通路/骨内通路推注，首剂为 300mg，如需重复给药，下一剂为 150mg。

D. 功能障碍：评估意识状态，检查瞳孔大小、对光反射、肢体活动有无异常。可使用 AVPU 法实施评估（A. 患者清醒，V. 患者对言语刺激有反应，P. 患者对疼痛刺激有反应，U. 无反应）。

E. 暴露：移除衣物、充分暴露以实施体检，检查有无明显的创伤、出血、烧伤迹象，有无非常规标记或医疗警示腕带等。

二期评估包括针对性病史采集和查找可逆性病因。

可遵循"SAMPLE"的顺序，有针对性地采集相关病史：体征与症状（Signs and Symptoms）、过敏史（Allergies）、用药史（Medications）、既往史（Past medical history）、发病前饮食（Last meal consumed）、导致疾病或外伤的事件（Events）。熟记"SAMPLE"的含义及顺序，采集病史时就有章可循，不至于遗漏或紊乱，同时又能以最快速度找到或排除可能的原因。

遵循"5H-5T"的原则来考虑心脏骤停可能的病因，即低血容量（Hypovolemia）、缺氧（Hypoxia）、酸中毒（Hydrogen ion acidosis）、高钾血症/低钾血症（Hyperkalemia/Hypokalemia）、低体温（Hypothermia）、张力性气胸（Tension pneumothorax）、心包填塞（Pericardia/Tamponade）、中毒（Toxins）、肺栓塞（Pulmonary Thromboembolism）、冠状动脉血栓（Coronary Thrombosis）。针对可能存在的病因，进一步检查和明确，并加以干预，可有效提高患者复苏成功率。

成人心脏骤停的高级心血管生命支持流程如图25-1所示。

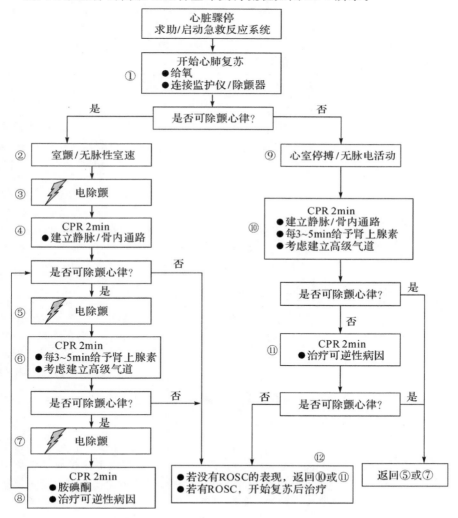

图 25-1　成人心脏骤停的高级心血管生命支持流程

四、教学设置

目标人员:急诊科住院医师和专科医师、急诊科护士以及相关带教老师。

情景设定:急诊室。

预计病例运行时间:40min。

引导性反馈时间:20min。

五、情景病例运行(表 25-1)

监测显示(模拟人生命体征):心电图,血压(BP,mmHg),心率(HR,次/min),呼吸频率(RR,次/min),血氧饱和度(SpO_2),体温(T,℃)。

表 25-1　情景病例运行

情景/时间	监护仪显示	患者状态(模拟人)	学员的反应和(或)干预	辅助情节(线索/提示)
情景一(急诊室)	BP 85/55 HR 120 RR 2 SpO_2 72% T 36.5	患者昏迷状态,已连接心电监护仪,球囊面罩辅助通气中	对患者行重点体格检查	体格检查:深昏迷,GCS 评分为 3 分,双侧瞳孔针尖样,口唇、四肢末梢发绀,呼吸浅表,两肺底可闻及少量小水泡音。心率 120 次/min,律齐,心音低钝,未闻及杂音。肝脾不大,双下肢无水肿。在患者手臂上发现数个针孔。病史提供:无家属陪同。救护人员到达时发现患者没有意识和呼吸。在现场还发现了他随身携带的一支空注射器。救护车工作人员已进行了 BLS 评估并在尝试用球囊面罩对其实施通气
情景二(急诊室:患者病情暂时稳定)	BP 75/40 HR 87 RR 2 SpO_2 80% T 36.7	患者昏迷状态,已连接心电监护仪,球囊面罩辅助通气中	开放静脉通路。取血常规、肝肾功能、电解质、血气等标本并送检。安置口咽/鼻咽通气道,球囊面罩连接 100%氧气后辅助通气	(必要时可予以提示)急救人员已使用球囊面罩实施通气,效果不佳时可以采取哪些措施来改善球囊面罩通气

情景/时间	监护仪显示	患者状态（模拟人）	学员的反应和（或）干预	辅助情节（线索/提示）
情景三（急诊室：患者病情恶化）	BP 0/0 HR 50,显示窦性节律 RR 0,显示给气频率 SpO$_2$ 测不出 T 36.5	患者昏迷状态,已安置口咽/鼻咽通气道,球囊面罩连接100%氧气后辅助通气	再次评估患者颈动脉搏动、呼吸。查看心电监护波形。立即启动 ACLS 流程:评估现场环境安全,获取抢救车,呼叫院内抢救小组;尽快开始高质量胸外按压和辅助通气。通过已建立的静脉通路给予肾上腺素 1mg 静注,生理盐水 20ml 冲管后抬高肢体。考虑建立高级气道:改用气管插管	体格检查:无呼吸,颈动脉搏动难以触及。心电监护显示:无脉电活动
情景四（急诊室：进行抢救）	BP 0/0 HR 0,显示按压波 RR 0 SpO$_2$ 测不出 T 36.2	已对患者进行第一轮2min心肺复苏	再次评估患者颈动脉搏动、呼吸。查看心电监护波形。继续进行高质量心肺复苏。医师团队讨论可逆性病因。纳洛酮 0.4mg 肌注,必要时可重复	体格检查:无呼吸,颈动脉搏动难以触及。（必要时可予以提示）患者持续处于无脉电活动状态,此时应考虑哪些原因?
情景五（急诊室：患者病情好转）	BP 91/60 HR 108 RR 10 SpO$_2$ 94% T 36.9	已对患者进行第二轮2min心肺复苏	再次评估患者颈动脉搏动、呼吸。查看心电监护波形。优化通气参数,避免过度通气,维持血氧饱和度≥94%;继续静脉扩容;描记12导联心电图;检查患者对指令的依从性。进一步对因治疗:阿片类药物中毒的治疗。书写抢救记录、心肺复苏记录单。积极联系家属,告知病情	体格检查:自主呼吸,颈动脉搏动可触及。心电监护显示:窦性心动过速。（必要时可予以提示）患者自主循环恢复后,应给予哪些治疗?

六、教学反馈

1.关键点:院内心脏骤停患者的救治要点。

2015 年美国心脏协会心肺复苏和心血管急救指南中,将院内心脏骤停的生存链归纳为监测与预防、识别和启动应急反应系统、及时高质量心肺复苏、快速除颤、高级生命支持和复苏后综合治疗。

2.关键点:高质量心肺复苏的要点。

按压部位为胸骨中下段;按压频率 100～120 次/min;按压深度 5～6cm;每次按压后让胸廓充分回弹;尽可能减少按压的中断;每 30 次按压后 2 次人工呼吸,每次呼吸超过 1s,使胸部略微起伏即可,避免过度通气。

3.关键点:阿片类药物中毒患者的临床表现和救治。

阿片类药物中毒的典型临床表现为昏迷、针尖样瞳孔、呼吸抑制。在病史采集和体格检查的过程中,应注意搜集毒品或镇痛剂使用的线索。对于心脏骤停患者,标准复苏程序应优先于纳洛酮给药,重在高质量的 CPR。对于有阿片类药物或毒品接触史、临床表现典型的患者,可能是呼吸抑制引起的心脏停搏,应尽早考虑给予纳洛酮。其他治疗措施包括对症支持治疗、吸氧、利尿等,必要时行血液净化治疗。

4.关键点:救治过程中整个团队的沟通。

专人负责指挥并分配每个人在抢救中的任务与职责,每个人明确自己的角色和责任;闭环式沟通,发出信息后应确认他人已收到并理解信息;互相之间分享自己的知识和信息;了解自己的不足,及时向他人求助;互相尊重,不颐指气使或互相埋怨;组长阶段性地进行总结并告知下阶段的计划。

5.关键点:怎么减少潜在风险?

对于院内心脏骤停患者,一个训练有素、高效运作的团队是成功复苏的保证。在复苏过程中,尽快对可逆性病因进行识别和干预,有助于提升复苏的有效性和成功率。

七、总结

此病例为一位毒品中毒导致严重呼吸抑制,诱发心脏骤停的患者。期望学员能快速有效地投入复苏过程,鉴别病因,并采取正确的急救干预措施。有效的高级心血管生命支持需要学员持续的学习和不断的练习,高效的团队协作在其中发挥了重要的作用。

附录:所需设备与药物等

设备	用药与输液
□监护仪	□生理盐水
□药品车	□乳酸林格氏液
□吸氧设备	□0.1%肾上腺素针
□球囊面罩	□纳洛酮针
□气管插管全套	□……
□口咽通气管	
□鼻咽通气管	文档表格
□……	□患者信息卡(空白)
	□医嘱单
	□心肺复苏记录单
	□知情同意书
	可用的辅助检查
	□心电图(无脉电活动、窦性心动过速的典型心电图各一张)

参考文献

[1]美国心脏协会.医务人员心血管急救手册(2015版)[M].杭州:浙江大学出版社,2016.

[2]葛均波,徐永健.内科学[M].8版.北京:人民卫生出版社,2013.

（葛起伟、张悦怡）

第二十六章　多发伤

一、临床案例设置

姓名：HPS　　　　　性别：男
年龄：45岁　　　　　职业：建筑工人
教育程度：高中　　　宗教信仰：无

情景设置：患者3h前在建筑工地从5m高处坠落，坠落时右侧腰骶部着地，当即昏迷。30min后患者苏醒即感胸部、腰部和骨盆处疼痛剧烈，被工友抬入医院，床单包裹固定，无恶心呕吐，无大小便失禁。

既往病史无殊。

二、教学目标

1. 掌握多发伤的危机管理。
2. 培养急救意识、临床决策、任务管理以及团队协作能力，提高临床胜任力。

三、背景知识

多发伤是指机体在单一机械致伤因素下，两个或两个以上解剖部位同时或相继遭受损伤，其中至少一处损伤即使单独存在也可危及肢体或生命。低于3m的坠落伤以四肢和颅脑损伤为主，高于3m的坠落伤以脊柱、骨盆损伤为主，高于8m的坠落伤以胸腹内脏损伤为主，且死亡率高达50%以上。

1. 评估

基于高级创伤生命支持（advanced trauma life support，ATLS）的严重创伤早期评估与处理路径包括初次评估和二次评估。初次评估主要根据ABCDE法，分别对气道、呼吸、循环、残疾和神经功能评估、暴露和环境控制进行评估，发现危及生命的情况应立即进行处理。二次评估是指全身的评估，主要是对患者既往病史进行系统回顾以及发现全身各个系统尚未被发现的损伤，根据二次评估的结果做进一步的检查和处理。

初次评估按照重要级别依次为ABCDE：气道通畅与颈椎保护（Airway maintenance with cervical spine protection）；呼吸：通气和氧合（Breathing：ventilation and oxygenation）；循环：控制出血（Circulation with hemorrhage control);残疾和神经功能评估(Disability);暴露和环境控制(Exposure and environmental control)。二次评估项目包括详细的病史、全面的体格检查、必要的辅助检查。其中 AMPLE 为病史的要点:过敏史(Allergies);目前用药(Medications);既往史/妊娠史(Past illness/Pregnancy);最后进食时间(Last meal);与受伤有关的事故/环境(Events/Environment related to the injury)。

按照 CRASH PLAN 进行九大系统的简略体格检查:①心脏及循环(heart and Circulatory system);②胸部及呼吸系统(Respiration);③腹部(Abdomen);④脊柱(Spine);⑤头部(Head);⑥骨盆(Pelvis);⑦肢体(Limbs);⑧动脉(Arteries);⑨神经(Nerve)。按照 CRASH PLAN 进行体格检查时强调系统性和全面性,在实际应用时可以根据伤情调整检查顺序。

骨盆骨折是一种严重外伤,占骨折总数的 1%~3%,多由高能外伤所致,半数以上伴有合并症或多发伤,致残率高达 50%~60%。最严重的是创伤性失血性休克及盆腔脏器合并伤,救治不当有很高的死亡率,可达 10.2%。据统计,骨盆骨折中 50%~60% 由汽车车祸造成,10%~20% 是由于行人被撞,10%~20% 为摩托车外伤,8%~10% 为高处坠落伤,3%~6% 为严重挤压伤。

关于休克:休克是指各种病因引起的有效循环血容量减少和循环功能不全的一种急危综合征,其核心机制是组织器官的灌注不足。休克的诊断一般不难,关键是早期发现,早期治疗。诊断明确的应给予积极的监测,尽快恢复有效循环血容量。各种不同类型的休克临床表现相似,应该针对引起休克的原因以及休克不同发展阶段的血流动力学变化采取综合性治疗措施,治疗的根本目的是恢复组织有效灌注。及时补充血容量、治疗原发病和制止继续失血是治疗低血容量性休克的关键。对于非控制性失血性休克患者,限制性低压复苏效果优于积极的正压复苏,强调及早进行确定性手术彻底止血后再进行"延迟"液体复苏。

2.治疗措施

及时采取治疗措施,使急诊患者平稳度过风险期是非常重要的,一旦怀疑休克,除及时控制出血并补充血容量外,应立即采取下列治疗措施:

(1)血流动力学稳定的多发伤患者的最优先治疗是控制外出血。

(2)对于多发伤患者,手术不是紧接着复苏实施的,而是复苏的重要组成部分,包括肢体骨折和不稳定骨盆骨折的固定。

(3)明显威胁生命的胸部创伤,包括气道梗阻、张力性气胸、大量血胸、心脏压塞和连枷胸,应在初次评估时立即处理。

(4)骨盆骨折的院前处理,若考虑不稳定骨折时应及早固定骨盆,可用床单、抗休克裤或骨盆外固定器等固定骨盆,控制出血。

(5)严重骨盆骨折伴血流动力学不稳定者,纠正失血性休克,主要措施包括补充血容量和控制出血。骨盆骨折手术治疗包括介入、骨盆纱布填塞止血、合并脏器损伤处理及骨盆骨折切开复位内固定。

（6）控制损伤的外科治疗措施包括首次简明手术、ICU复苏和计划性再次手术三个阶段。

四、教学设置

目标人员：急诊科、麻醉科、外科、骨科住院医师和专科医师、手术室护士以及相关带教老师。

情景设定：急诊室或手术室。

预计病例运行时间：20～30min。

引导性反馈时间：20min。

五、情景病例运行（表 26-1）

监测显示（模拟人生命体征）：心电图，血压（BP，mmHg），心率（HR，次/min），呼吸频率（RR，次/min），血氧饱和度（SpO_2），体温（T，℃）。

表 26-1　情景病例运行

情景/时间	监护仪显示	患者状态（模拟人）	学员的反应和（或）干预	辅助情节（线索/提示）
情景一（初始情况）	BP 128/88 HR 85 RR 16 SpO_2 98% T 36.7	患者神志清、稍感紧张，急诊入院，已完成初步评估	询问患者及家属病史，对患者行重点体格检查，并解释影像学检查的必要性。行骨盆CT检查，沟通病情并告病重	按照CRASH PLAN进行多发伤的体格检查。初次评估和二次评估显示，全身多处软组织损伤。辅助检查：骨盆CT提示骨盆骨折。家属已签署病重通知单
情景二（患者躁动）	BP 150/92 HR 100 RR 18 SpO_2 94% T 36.9	患者出现躁动，不能明确回答问题	对患者躁动的安抚、诊断，再次评估，行重点体格检查。开放静脉通路	患者诉腰骶部疼痛，用床单固定，骨盆区域疼痛，有淤血
情景三（病情恶化，失血性休克）	BP 84/60 HR 139 RR 25 SpO_2 70% T 36.3	患者呈昏迷状态，呼之不应，呼吸浅快	予辅助通气、插管。同时大量补液补充血容量，必要时应用血管活性药。查血气分析、电解质、血常规。控制出血，骨盆纱布填塞止血。与家属沟通病情，签署急诊手术知情同意书。转入手术室行急诊血管介入手术	家属已签署急诊手术知情同意书。急诊运输患者至手术室，协助骨科医师完成手术并安全返回ICU

续表

情景/时间	监护仪显示	患者状态（模拟人）	学员的反应和（或）干预	辅助情节（线索/提示）
情景四（病情稳定）	BP 100/70 HR 90 RR 12 SpO$_2$ 95% T 36.7	患者气管插管、辅助通气状态。患者骨盆骨折，大量失血，考虑输血。骨盆纱布填塞止血，合并脏器损伤处理及骨盆骨折切开复位内固定	复查血气分析、电解质、血常规。分析患者休克病因。骨盆骨折切开复位内固定，如合并尿道损伤，泌尿科医师会诊协同手术。后续 ICU 监护。告知患者家属术后病情并告病危	家属已签署病危通知书。分析原因：患者骨盆骨折伴随内脏和软组织损伤，出血积累在后腹膜间隙，导致患者失血性休克

六、教学反馈

1. 关键点：该患者应考虑哪些损伤？体格检查的重点是什么？

该患者属高能量致伤，可能存在四肢、头颅、脊柱以及骨盆损伤，有潜在的致命伤存在，应入抢救室监护生命体征，予吸氧、建立静脉通路等，并及时行影像学检查。一般多发伤应按照 CRASH PLAN 进行 9 大系统的简略体格检查。

2. 关键点：患者一度晕厥的原因是什么？

颅脑损伤、四肢骨盆损伤、脊柱损伤等。

3. 关键点：多发伤紧急救治策略是什么？

高级创伤生命支持原则，完成急诊的初期评估和复苏之后，应行二次评估，防治致命性三联征：低体温（hypothermia）、凝血功能障碍（coagulopathy）、代谢性酸中毒（metabolic acidosis）。应遵循 VCOIP 程序和损害控制策略：通气（Ventilation）、控制出血（Control bleeding）、手术（Operation）、灌注（Infusion）和搏动（Pulsation）。

4. 关键点：若患者诊断为骨盆骨折，紧急救治的策略是什么？

防治大出血和尽早处理合并伤是救治成功的关健，其中尽早固定不稳定骨盆、多学科协同救治、手术复位和固定是主要措施。对血流动力学不稳定患者，及时纠正失血性休克。

5. 关键点：整个团队是否有良好沟通？

急诊、外科医师和护士是否意识到患者存在的问题并提供帮助；整个手术团队要有良好沟通，团队成员需配合默契。

6.关键点:初次评估和二次评估的实施顺序以及原则。

无论评估进行到哪个阶段或者评估结束,如果发现病情恶化仍需回到初次评估。若有额外人员在场,则二次评估和初次评估可以同时进行,但不应干扰初次评估;初次评估并不一定要严格按照 ABCDE,可在前一个优先项目评估时搭配偏后项目同时进行。

七、总结

此病例为一位因高处坠落伤导致全身多处损伤的急诊患者。期望学员能掌握创伤急救初次评估、首次简明手术、ICU 复苏再次评估、计划性再次手术等急诊流程。高能量创伤经常导致多发伤,应该按照 CRUSH PLAN 进行 9 大系统的全面体格检查。高级创伤生命支持原则,应遵循 VCOIP 程序和损害控制策略。多发伤,尤其是骨盆骨折的治疗原则为防治大量出血和尽早处理合并伤,最关键的是纠正失血性休克,主要措施包括补充血容量和控制出血。患者出现烦躁以及休克症状后,能分析可能病因,急诊科医师、外科医师、护理人员要进行良好的沟通和团队配合,做出最合理处置,使得患者安全度过危险期。

附录:所需设备与药物等

设备	用药与输液
□X 线机	□乳酸林格氏液
□麻醉机	□备齐麻醉及手术所需药物
□监护仪	□急救药物(标签)
□药品车	□……
□外科手术台(铺了无菌单及器材包)	
□吸引器	文档表格
□一般性防护设备	□患者信息卡(空白)
□骨盆外固定支架	□医嘱
□血管介入器械	□数据收集表格
□……	□知情同意书
	可用的辅助检查
	□X 线:包括骨盆、胸部正侧位
	□CT:头部、颈部、胸部、全腹部
	□MRI:脊髓
	□血化验:包括血气分析、血常规等

参考文献

[1]张连阳,姚元章.简明创伤救治学[M].重庆:重庆出版社,2008.

[2]王正国.创伤学:基础与临床[M].武汉:湖北科学技术出版社,2007.

[3]范士志,蒋耀光.现代创伤治疗学[M].北京:人民军医出版社,2009.

[4]Tintinalli J E. Emergency medicine:a comprehensive study guide[M]. 6th ed. New York:McGrow-Hill,2003.

（沈跃、巴立）

第二十七章 高血压危象

一、临床案例设置

姓名：HPS　　　　　性别：男

年龄：46 岁　　　　　职业：公司职员

教育程度：高中　　　　宗教信仰：无

情景设置：患者因"反复右上腹痛 20 余天"入院。入院时查体：T 37.8℃，HR 77 次/min，RR 18 次/min，BP 160/100mmHg，超声检查提示"胆囊结石"，遂在全麻下行腹腔镜胆囊切除术，手术过程顺利，术后予新斯的明 1mg、阿托品 0.5mg 静脉注射以拮抗残余肌松药的作用，纳洛酮 0.4mg 静脉注射催醒；5min 后患者出现憋气，间有呛咳症状，呼之睁眼，予以吸痰、拔管，自主呼吸恢复；继续吸痰，吸氧，患者意识清醒。突然监护仪发出警报，血压显示为 250/150mmHg。

既往高血压病史 20 年，口服降压药不规律；无糖尿病，无心脏病，无脑血管疾病；吸烟史 20 年。

二、教学目标

1. 识别高血压危象，掌握高血压危象的危机管理。

2. 培养急救意识、临床决策、任务管理以及团队协作能力，提高临床胜任力。

三、背景知识

高血压危象（hypertensive crisis）是指由于血压急性升高而影响机体脏器功能，可伴或不伴脏器功能损害的一组临床综合征，包括高血压急症和高血压亚急症。两者的区别关键在于是否有靶器官的损害。高血压急症：血压严重升高（＞200/120mmHg）伴靶器官进行性损害的临床表现，包括高血压脑病、颅内出血、急性心肌梗死、急性左心衰伴肺水肿、不稳定心绞痛、主动脉夹层等，需静脉用药，在 30～60min 内使动脉血压降低到安全水平。高血压亚急症：血压显著升高但不伴靶器官损害，通常不需住院，但应立即联合使用口服降压药治疗，一般要求在 24h 将血压降低到安全水平。

1.病因

原发性高血压或继发性高血压患者在某些诱因的作用下,血压突然升高,同时伴或不伴心、脑、肾等重要靶器官功能不全。

2.临床表现和诊断

临床表现为血压短时间内急剧升高,伴头晕、烦躁、恶心呕吐、心悸和视物模糊等靶器官急性损害(表27-1)。

表27-1 高血压急症的靶器官损害临床表现

高血压急症	病 史	体格检查	备 注
急性肺水肿	端坐呼吸或呼吸困难,一般均表现出一定程度的心室功能不全	肺尖出现湿啰音,氧饱和度降低,第三心音和(或)第四心音,可出现颈静脉怒张	需与支气管哮喘进行鉴别
急性冠脉综合征	胸骨后压迫性疼痛,可伴恶心、呼吸困难、冷汗等	第四心音,一般未发生急性并发症,并无特殊发现	与胸痛的鉴别是诊断的前提
急性主动脉夹层	心前区撕裂样疼痛或向背部放射,疼痛沿着主动脉移行,可发展为急性心肌梗死、心包填塞	双侧脉搏不对称,主动脉有收缩期杂音,可有心音遥远、Beck三联征	需要同急性冠脉综合征进行鉴别
高血压脑病	嗜睡、头痛、意识不清	体格检查无特殊发现	头颅CT排除卒中
缺血性或出血性卒中	突然出现神经系统功能障碍(通常为运动或感觉功能)	神经定位体征异常	需与低血糖或高血糖症进行鉴别,注意是否出现突然头痛
子痫	妊娠20周后至分娩后6周	预先诊断为子痫前期,后进展出现抽搐、昏迷	

3.高血压危象急诊处理原则

高血压危象急诊处理原则如下:

(1)及早准确评估病情风险。

(2)高血压急症:快速平稳降压,减轻靶器官损害,积极探查病因。

(3)高血压亚急症:密切监测,调整口服降压药,逐渐控制血压。

4.高血压危象的处理

高血压危象处理流程如图27-1所示。

血压控制节奏:降压并非越快越好,也并非越低越好,根据不同患者病情,有节奏、有目标地降低血压。降压治疗第一阶段目标:在60min内将平均动脉压降低不超过25%,极度高的血压,如收缩压(SBP)>220mmHg或舒张压

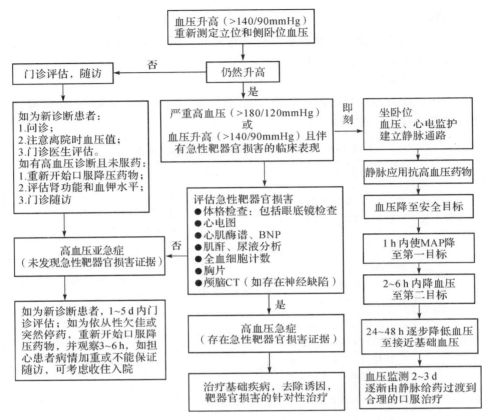

图 27-1　高血压危象处理流程

（DBP）＞120mmHg，建议降低幅度小于 25％；降压治疗第二阶段目标：在达到第一阶段目标后，放慢降压速度，减慢静脉给药速度，加用口服降压药物，2～6h内降至 160/100mmHg 左右；降压治疗第三阶段目标：24～48h 内逐步降血压至接近正常。对主动脉夹层患者，迅速将收缩压降至 100～110mmHg。

　　特殊类型的高血压急症的降压药物和降压目标见表 27-2。高血压危象的降压药物见表 27-3。

表 27-2　特殊类型的高血压急症的降压药物和降压目标

高血压 急症类型	药　　物	降压目标
高血压脑病 和颅内出血	颅内压升高或肾脏疾病：乌拉地尔、拉贝洛尔、尼卡地平、非诺多泮； 颅内压和肾功能正常：拉贝洛尔、尼卡地平或硝普钠	160～180/100～110mmHg，给药开始 1h 将 DBP 降低 20％～25％，不能大于 50％

续表

高血压急症类型	药 物	降压目标
缺血性卒中	SBP≤220mmHg 且 DBP≤120mmHg：密切观察，根据需要选择降压或不降压；SBP＞220mmHg 或 DBP 处于 121～140mmHg：拉贝洛尔、尼卡地平、乌拉地尔 DBP＞140mmHg：硝普钠	当 SBP＞220mmHg 或 DBP＞120～140mmHg 时，建议降低血压 10%～15%，同时密切注意观察患者因血压降低引发的相关神经症状。脑梗死：一般不积极降压，除非血压＞200/130mmHg，24h 内下降＜25%（一般＜15%），DBP＜120mmHg
心肌缺血或心肌梗死	艾司洛尔联合硝酸酯类；拉贝洛尔联合硝酸酯类；硝普钠	对于没有 ST 段抬高：①非糖尿病患者，降压目标为＜140/90mmHg；②糖尿病或慢性肾功能不全的患者，降压目标为＜130/80mmHg
左室衰竭和（或）肺水肿	硝酸酯类＋呋塞米；硝普钠＋呋塞米；乌拉地尔	左心衰：应在 1h 内将血压降至正常范围内，SBP 应保持≥90mmHg 或下降 10%～15%。急性肺水肿：在减轻心脏前后负荷的同时予血管扩张剂和（或）利尿剂
主动脉夹层	拉贝洛尔或艾司洛尔、乌拉地尔、硝普钠、尼卡地平	30min 内将 SBP 降至 90～110/60～70mmHg，心率 60～75 次/min
急性肾衰竭	非诺多泮、尼卡地平	严格控制血压＜130/80mmHg 或更低
肾上腺危象	酚妥拉明、拉贝洛尔和硝普钠	如需要手术，参照围术期血压管理
子痫和子痫前期	肼苯达嗪、拉贝洛尔或尼卡地平、硫酸镁	DBP 降至 90～100mmHg

表 27-3 高血压危象的降压药物

药 物	剂 量	起效时间	持续时间	不良反应
一、血管舒张药				
硝普纳	0.25～10.00μg/(kg·min) iv	立即	1～2min	恶心呕吐、肌颤、出汗
硝酸甘油	5～100μg/min iv	2～5min	5～10min	头痛、呕吐
非诺多泮	0.1～0.6μg/(kg·min) iv	4～5min	10～15min	心动过速、眼压增加
尼卡地平	5～15mg/h iv	5～10min	1～4h	心动过速、头痛、潮红

续表

药 物	剂 量	起效时间	持续时间	不良反应
氯维地平	1~2mg iv,快速加至最高剂量16mg	2~4min	5~15min	—
肼酞嗪	5~20mg iv 10~40mg iv	10~20min 20~30min	1~4h 4~6h	心动过速、潮红、头痛、恶心、心绞痛
二、肾上腺素受体抑制剂				
酚妥拉明	5~15mg iv	1~2min	3~10min	心动过速、潮红、头痛
艾司洛尔	250~500μg/(kg·min)iv,4h后 50~300μg/(kg·min)iv	1~2min	1~20min	低血压、恶心
拉贝洛尔	20~80mg iv,2mg/min iv	5~10min	3~6h	呕吐、头皮发麻、咽喉灼烧、眩晕、直立性低血压
乌拉地尔	10~50mg iv	5~15min	0.5~1h	头晕、恶心、疲劳

四、教学设置

目标人员:麻醉科、外科住院医师及专科医师、心内科专科医师、手术室护士以及相关带教老师

情景设定:手术室。

预计病例运行时间:15~20min。

引导性反馈时间:20min。

五、情景病例运行（表27-4）

监测显示（模拟人生命体征）:心电图,血压（BP,mmHg）,心率（HR,次/min）,呼吸频率（RR,次/min）,血氧饱和度（SpO2）,体温（T,℃）。

表27-4　情景病例运行

情景/时间	监护仪显示	患者状态（模拟人）	学员的反应和（或）干预	辅助情节（线索/提示）
情景一	BP 250/150 HR 98 RR 20 SpO2 96% T 37.2	患者意识清醒,诉头痛头晕伴恶心,咳粉红色泡沫样痰	对患者行重点体格检查（测四肢血压、双肺及心脏听诊、复测四肢血压）。询问病史（包括高血压、相关药物使用等）	体格检查:视神经盘水肿,后极部出血,软性和硬性渗出。右上臂血压270/160mmH,四肢血压均高。余无殊。 病史提供:高血压30年,未治疗

续表

情景/时间	监护仪显示	患者状态（模拟人）	学员的反应和（或）干预	辅助情节（线索/提示）
情景二	BP 242/140 HR 95 RR 20 SpO₂ 92% T 37.2	意识清醒，烦躁，诉头痛	桡动脉穿刺置管测压，开放静脉通路，镇痛镇静。查心电图和心超、血常规、血生化、凝血功能、心肌酶谱。静脉泵入乌拉地尔，根据血压调整	辅助检查：心电图示左室高电压，ST-T改变。心超示：室间隔肥厚
情景三	ABP 210/130 HR 108 RR 26 SpO₂ 95% T 37.2	意识模糊，烦躁不安。诉头痛有改善	予吸氧。乌拉地尔持续静脉泵入，根据血压调整。静脉给予20%甘露醇、呋塞米。20min后复测血压	
情景四	ABP 190/120 HR 92 RR 18 SpO₂ 98% T 36.3	意识、头痛改善	减慢给药速度。查床边12导联心电图，床边胸片。请心内科、神经内科会诊，进一步排除继发性高血压可能性；行主动脉血管造影、头颅CT检查，排查脑血管意外、主动脉夹层	辅助检查：心电图无殊。胸片提示：双肺渗出性改变，下肺较重

六、教学反馈

1. 关键点：高血压危象的定义是什么？包括哪两类？

高血压危象是指由于血压急性升高而影响机体脏器功能，可伴或不伴脏器功能损害的一组临床综合征，包括高血压急症和高血压亚急症。两者的区别关键在于是否有靶器官的损害。高血压急症：血压严重升高（＞200/120mmHg）伴靶器官进行性损害的临床表现。高血压亚急症：血压显著升高但不伴靶器官损害。

2. 关键点：高血压急症常见的特殊类型有哪些？

高血压脑病、颅内出血、缺血性卒中、心肌缺血、心肌梗死、左室衰竭、肺水肿、主动脉夹层、急性肾衰竭、肾上腺危象、子痫和子痫前期等。

3. 关键点：高血压急症的处理原则。

快速平稳降压，减轻靶器官损害，积极探查病因。

4. 关键点：高血压危象是否降压速度越快越好？

降压并非越快越好,也并非越低越好,根据不同患者病情,有节奏、有目标地降低血压。详见背景知识。

5.关键点:对于缺血性卒中患者,降压根据是否适合溶栓治疗应分为哪两类?

对于不适合溶栓治疗的缺血性卒中患者,不应常规进行高血压治疗。对于血压极度升高(如 SBP>220mmHg 或 DBP>120mmHg)患者,在降压治疗开始的 24h 内使血压下降约 15%,不超过 25%。对于适合溶栓治疗的缺血性卒中患者,如果其血压很高(>185/110mmHg),在接受溶栓治疗的同时应进行降压治疗,以降低继发性脑出血的发生风险。

七、总结

此病例为一位腹腔镜胆囊切除术后突发高血压危象的患者。高血压危象是临床常见的急症,尤其是高血压急症,伴靶器官损伤,若不及时识别并有效处理,可能后果严重。根据病因及合并症不同,处理策略也存在很大差异。期望学员能够掌握高血压急症患者的识别和紧急处理措施,从而改善患者预后。

附录:所需设备与药物等

设备	用药与输液
□监护仪	□5%葡萄糖注射液
□血压计	□生理盐水
□眼底镜	□乌拉地尔、硝普钠、尼卡地平
□抢救车	□甘露醇、呋塞米
□输液器具	□……
□输液微泵	
□……	文档表格
	□患者信息卡(空白)
	□医嘱
	□数据收集表格
	□知情同意书
	可用的辅助检查
	□心电图、心超、胸片等

参考文献

[1]中国医师协会急诊医师分会.中国急诊高血压诊疗专家共识[J]. China J Crit Care Med,2010,30(10):865-876.

[2]中国高血压防治指南修订委员会.中国高血压防治指南[J].中国医学前沿杂志,2011,3(5):42-93.

（李亚、黄嚣）

第二十八章　急性溶血性输血反应

一、临床案例设置

姓名：HPS　　　　　　性别：男

年龄：69岁　　　　　　职业：农民

教育程度：中学　　　　宗教信仰：无

情景设置：患者因"右髋部疼痛伴活动障碍1年余,加重5个月"入院。患者1年前无明显诱因下出现右髋部疼痛,呈持续性隐痛,疼痛尚可忍受,活动时加重,休息后好转,活动尚正常,无畏寒发热等其他不适。曾在当地医院治疗,具体不详,症状未见好转。5个月前患者右髋部疼痛较前加剧,伴有右髋部活动障碍,间歇性跛行,其间自行服用药物治疗,具体不详,效果不佳。查骨盆平片提示:"右股骨头坏死"。入手术室行手术治疗,出血多,术中查血红蛋白69 g/L,提浓缩红细胞4U。

既往病史无殊。

二、教学目标

1. 识别急性溶血性输血反应,掌握急性溶血性输血反应的危机管理。

2. 培养急救意识、临床决策、任务管理以及团队协作能力,提高临床胜任力。

三、背景知识

急性溶血性输血反应(acute hemolytic transfusion reactions,AHTR)是指在输血过程中或输血结束后24h内发生的溶血反应,是最严重的输血反应。

1. 病因

ABO血型不合是最主要的原因。ABO血型不合输血时,人体内天然存在的高效价抗A或抗B抗体会与所输入红细胞上的抗原发生反应,从而引起溶血。其他少见的原因还有A亚型不合(A_2型患者血浆中存在抗A_1抗体)、Rh血型不合(Rh阴性患者多次输血或妊娠产生特异性抗体)、其他稀有血型不合(如Kell、Kidd、MNS与Duffy等血型不合)、输注不相容血浆等。

2.临床表现

输血后立即出现沿输血静脉的红肿及疼痛,寒战、高热、呼吸困难、腰背酸痛、头痛、胸闷、心率加快乃至血压下降、休克,随之出现血红蛋白尿和溶血性黄疸。严重者可因免疫复合物在肾小球沉积,或因发生弥散性血管内凝血(DIC)和低血压引起肾血流减少,继发少尿、无尿和急性肾衰竭。

3.治疗措施

(1)紧急处理:立即停止输血,保持静脉通路开放,快速补液,必要时使用血管活性药物,纠正低血容量性休克。考虑使用抗组胺类药物和解热镇痛类药物。保持呼吸通畅,给氧。复核输血前后血样本血型,交叉配血。维持液体输注,使用利尿剂等维持尿量。留取尿液检测血红蛋白、尿含铁血黄素,血样检测直接胆红素、间接胆红素、直接抗人球蛋白试验、血浆结合珠蛋白等。

(2)进一步治疗:防治并发症是治疗该病的关键。积极治疗休克与急性肾衰竭:予生理盐水和5%葡萄糖注射液快速补液扩容、水化,但应注意水电解质平衡。对于血容量正常的少尿患者,水化是禁忌证。可给予5%碳酸氢钠溶液,静脉滴注,使尿液碱化,预防肾功能损害。防治DIC:对于DIC的预防和治疗存在争议。临床医师应认真评估,根据具体情况权衡利弊。可予以$5\sim10U/(kg\cdot h)$肝素治疗,但肝素应仅用于有明确血管内凝血证据的情况,如血小板减少症、低纤维蛋白原血症和D-二聚体升高等。其他治疗:若尿少、无尿或氮质血症、高钾血症时,考虑行血液透析。血浆置换治疗以彻底清除患者体内的异形红细胞及有害的抗原抗体复合物。监护并治疗急性输血相关性肺损伤,可能需要术后通气治疗。通知血库,需要更多的血制品。如果需要咨询建议,请教输血科医师。

四、教学设置

目标人员:外科住院医师、骨科专科医师、麻醉科专科医师、手术室护士以及相关带教老师。

情景设定:手术室。

预计病例运行时间:15~20min。

引导性反馈时间:20min。

五、情景病例运行(表28-1)

监测显示(模拟人生命体征):心电图,血压(BP,mmHg),心率(HR,次/min),呼吸频率(RR,次/min),血氧饱和度(SpO_2),体温(T,℃)。

表 28-1　情景病例运行

情景/时间	监护仪显示	患者状态（模拟人）	学员的反应和（或）干预	辅助情节（线索/提示）
情景一（初始情景）	BP 89/52 HR 116 RR 16 SpO₂ 97% T 36.7	患者术中硬膜外麻醉，神志清，精神软，面色较苍白。输血静脉通路已开放	准备各项输血物品，核对血制品与患者信息，签署输血知情同意书。密切关注患者输血过程中的反应	患者右髋关节置换术中，出血量大，血压较术前下降，心率增快
情景二（患者出现反应）	BP 85/51 HR 121 RR 18 SpO₂ 95% T 37.5	患者诉头痛，腰背酸痛	立即停止输血，改输晶体液，并严密观察患者的病情变化	体格检查：患者输血静脉处疼痛、红肿
情景三（呼吸困难）	BP 90/55 HR 125 RR 30 SpO₂ 89% T 39.7	患者诉呼吸困难、全身疼痛	识别并处理呼吸困难，辅助通气，考虑患者为输血后发生的溶血反应。快速给予晶体液、胶体液扩容，必要时使用血管活性药物。再次核对供血者与受血者的各类信息、血型。抽取静脉血观察。收集标本重新进行血型鉴定、交叉配血。降温处理	如果识别并及时处理，病情趋向稳定。如果未及时处理，病情趋向恶化
情景四（病情恶化）	BP 86/60 HR 130 RR 35 SpO₂ 70% T 39.8	患者诉呼吸困难加重，恶心呕吐	对患者行重点体格检查。给予晶体液、胶体液扩容。5%碳酸氢钠 250ml 静脉滴注，碱化尿液。观察患者尿量变化，可使用利尿剂，小剂量多巴胺等维持尿量，必要时考虑血液透析。检测血电解质、直接胆红素、间接胆红素、直接抗人球蛋白试验、血浆结合珠蛋白等。检测尿液血红蛋白、尿含铁血黄素等	体格检查：全身黄染，尿液为酱油色。继续该阶段处理直到病情稳定
情景五（病情稳定）	BP 120/80 HR 80 RR 12 SpO₂ 95% T 36.7	患者症状缓解，黄疸改善	分析患者发生溶血反应的原因。密切关注患者病情变化。与家属沟通病情	分析原因：未严格核对血型或交叉配血操作错误

六、教学反馈

1.关键点:该患者出现腰背酸痛、呼吸困难的原因。

患者输血数分钟后发生腰背酸痛、呼吸困难,后发生黄疸、酱油色尿,考虑输血引起的溶血反应。

2.关键点:输血期间注意事项。

输血前必须仔细核对患者信息和交叉配血单,并检查血袋是否渗漏、血液颜色有无异常及保存时间。除生理盐水外,不向血液内加入任何其他药物和溶液,以免产生溶血或凝血。输血时应严密观察患者,询问有无不适症状,检查体温、脉搏、血压及尿液颜色等,发现问题及时处理。输血完毕后仍需要观察病情,及早发现延迟型输血反应。输血后血袋应保留 1d,以便必要时化验检查。

3.关键点:整个团队是否有良好沟通?

护士应及时将问题反馈给医生,相关科室医生应及时协同合作、处理患者存在的问题。

4.关键点:怎么预防溶血反应的发生,减少溶血反应带来的影响?

①加强输血、配血过程中的核查工作。②严格按照输血规程操作,不输有缺陷的红细胞,严格把握血液预热的温度。③尽量行同型输血。④团队成员间保持良好有效的沟通,输血期间密切关注患者生命体征变化,出现输血反应时高效合作,准备好急救药物等。

七、总结

此病例为一位行髋关节置换手术中因出血量大需输血的患者。期望学员能识别输血过程中发生的急性溶血性输血反应并及时做出正确干预处理,包括输血前的各项核对、输血时的密切关注、急性溶血性输血反应发生时的正确处理等。患者出现异常时,能快速分析并判断可能的病因,团队各成员间能进行有效的沟通,完成良好的配合,并针对输血反应做出合理的处理。

附录：所需设备与药物等

设备	用药与输液
□输血用物（输血器及开放静脉通路等各项物品）	□生理盐水
	□所需血液制品
□监护仪	□急救药物（标签）
□药品车	□5％碳酸氢钠
□吸引器	□……
□一般性防护设备	
□气管插管用物	文档表格
□……	□患者信息卡（空白）
	□医嘱
	□数据收集表格
	□输血单、交叉配血单
	□知情同意书
	可用的辅助检查
	□血电解质、直接胆红素、间接胆红素、直接抗人球蛋白试验、血浆结合珠蛋白等。尿液血红蛋白、尿含铁血黄素等

参考文献

[1]陈孝平,汪建平.外科学[M].8版.北京:人民卫生出版社,2014.

[2]王毅,张秀峰.临床技能与临床思维[M].北京:人民卫生出版社,2015.

[3]陈小伍,于新发,田兆嵩.输血治疗学[M].北京:科学出版社,2012.

（姚易含、俞一尘、王海宏）

缩略词表

英文缩写	英文	中文
A	Airway	气道
AAST	American Association for the Surgery of Trauma	美国创伤外科协会
ABP	Arterial Blood Pressure	有创动脉血压
ACLS	Advanced Cardiac Life Support	高级心血管生命支持
ACS	Acute Coronary Syndrome	急性冠脉综合征
AED	Automated External Defibrillator	自动体外除颤仪
AFE	Amniotic Fluid Embolism	羊水栓塞
AHTR	Acute Hemolytic Transfusion Reaction	急性溶血性输血反应
AIS	Acute Ischemic Stroke	急性缺血性卒中
ALSS	Artificial Liver Support System	人工肝支持系统
ALT	Alanine Aminotransfease	谷丙转氨酶
ANA	Antinuclear Antibody	抗核抗体
ANVUGIB	Acute Nonvariceal Upper Gastrointestinal Bleeding	急性非静脉曲张性上消化道出血
APTT	Activated Partial Thromboplastin Time	部分活化凝血活酶时间
ARDS	Acute Respiratory Distress Syndrome	急性呼吸窘迫综合征
ASIA	American Spinal Injury Association	美国脊柱损伤协会
ASPECTS	Alberta Stroke Program Early CT Score	Alberta 卒中项目早期 CT 评分
AST	Aspartate Transaminase	谷草转氨酶
ATLS	Advanced Trauma Life Support	高级创伤生命支持
ATP	Adenosine Triphosphate	三磷酸腺苷
B	Breathing	呼吸
BE	Buffuer Excess	碱剩余
BLS	Basic Life Support	基本生命支持
BMI	Body Mass Index	体重指数
BNP	Brain Natriuretic Peptide	脑钠肽
BP	Blood Pressure	血压
BUN	Blood Urea Nitrogen	血尿素氮
C	Compression	胸外按压
C	Circulation	循环
CCF	Chest Compression Fraction	胸外按压占比
CDSS	Chinese DIC Scoring System	中国弥散性血管内凝血诊断积分系统
CK	Creatine Kinase	肌酸激酶

英文缩写	英文	中文
CKMB	Creatine Kinase MB	肌酸激酶同工酶
COPD	Chronic Obstructive Pulmonary Disease	慢性阻塞性肺疾病
CPR	Cardiopulmonary Resuscitation	心肺复苏术
Cre	Creatinine	肌酐
CT	Computed Tomography	电子计算机断层扫描
cTnI	cardiac Troponin I	心肌肌钙蛋白 I
CTPA	Computed Tomographic Pulmonary Angiography	计算机断层摄影肺血管造影
D	Disability	功能障碍
DA	Dopamine	多巴胺
DBP	Diastolic Blood Pressure	舒张压
DIC	Disseminated Intravascular Coagulation	弥散性血管内凝血
DKA	Diabetic Ketoacidosis	糖尿病酮症酸中毒
DMV	Difficult Mask Ventilation	困难面罩通气
E	Exposure	暴露
E	Epinephrine	肾上腺素
ECG	Electrocardiograph	心电图
ECMO	Extracorporeal Membrane Oxygenation	体外膜肺氧合
EPAP	Expiratory Positive Airway Pressure	呼气气道正压
FHR	Fetal Heart Rate	胎心率
Fib/FG	Fibrinogen	纤维蛋白原
FiO$_2$	Fraction of Inspiration Oxygen	吸入氧浓度
GT	Glutamyl Transpeptidase	谷氨酰转肽酶
Hb	Hemoglobin	血红蛋白
hCRP	hypersensitive C-Reactive Protein	超敏 C-反应蛋白
HCT	Hematocrit	血细胞比容
HE	Hepatic Encephalopathy	肝性脑病
HF	Hepatic Failure	肝功能衰竭
HP	High Power	高倍镜视野
HR	Heart Rate	心率
hs-cTn	Hypersensitive Troponin	高敏肌钙蛋白
ICU	Intensive Care Unit	重症监护室
INR	International Normalized Ratio	国际标准化比值
IPAP	Inspiratory Positive Airway Pressure	吸气气道正压
ISTH	International Society on Thrombosis and Haemostasis	国际血栓与止血协会标准
iv	intravenous injection	静脉注射
J	Joule	焦耳
JAAM	Japanese Association for Acute Medicine	日本急诊医学学会标准
JMHW	Japanese Ministry of Health and Welfare	日本卫生福利部标准
Lac	Lactic acid	乳酸
LBBB	Left Bundle Branch Block	左束支传导阻滞
LDH	Lactate Dehydrogenase	乳酸脱氢酶
LMWH	Low Molecular Weight Heparin	低分子肝素

英文缩写	英文	中文
LVEF	Left Ventricular Ejection Fractions	左室射血分数
LY	Lymphocyte	淋巴细胞
MAP	Mean Arterial Pressure	平均动脉压
MCH	Mean Corpuscular Hemoglobin	平均红细胞血红蛋白量
MCHC	Mean Corpuscular Hemoglobin Contentration	红细胞平均血红蛋白浓度
MCV	Mean Corpuscular Volume	红细胞平均体积
MH	Malignant Hyperthermia	恶性高热
MMI	Metamidazole	甲巯咪唑
MN	Metanephrine	甲氧基肾上腺素
MRI	Magnetic Resonance Imaging	磁共振
mV	Millivolt	毫伏
NE	Norepinephrine	去甲肾上腺素
NE	Neutrophil	中性粒细胞
NMN	Normetadrenaline	甲氧基去甲肾上腺素
NO	Nitric Oxide	一氧化氮
NSAIDs	Nonsteroidal Anti-inflammatory Drugs	非甾体类抗炎药
NSTEMI	Non-ST segment Elevation Myocardial Infarction	非 ST 段抬高型心肌梗死
P	Pulse	脉搏
$PaCO_2$	arterial Partial Pressure of Carbon Dioxide	动脉血二氧化碳分压
PACU	Postanesthesia Care Unit	麻醉后恢复室
PaO_2	arterial Partial Pressure of Oxygen	动脉血氧分压
PAS	Perioperative Anaphylactic Shock	围术期过敏性休克
PCI	Percutaneous Coronary Intervention	经皮冠状动脉介入治疗
PCIA	Patient Controlled Intravenous Analgesia	患者静脉自控镇痛
PEA	Pulseless Electrical Activity	无脉性电活动
PESI	Pulmonary Embolism Severity Index	肺栓塞严重程度指数
$PETCO_2$	End-Tidal partial Pressure of Carbon Dioxide	呼气末二氧化碳分压
pH	Power of Hydrogen	酸碱度
PHEO	Pheochromocytoma	嗜铬细胞瘤
PLS	Prolonged Life Support	长期生命支持
PLT	Platelet	血小板
PPI	Proton Pump Inhibitors	质子泵抑制剂
PT	Prothrombin Time	凝血酶原时间
PTA	Plasma Prothrombin Activity	血浆凝血酶原活动度
PTCA	Percutaneous Transluminal Coronary Angioplasty	经皮冠状动脉腔内血管成形术
PTU	Propylthiouracil	丙硫氧嘧啶
RBC	Red Blood Cell	红细胞
RF	Respiratory Failure	呼吸衰竭
ROSC	Return of Spontaneous Circulation	自主循环恢复
RR	Respiratory Rate	呼吸频率
rtPA	recombinant tissue Plasminogen Activator	重组组织型纤溶酶原激活剂

英文缩写	英文	中文
SaO₂	Arterial Oxygen Saturation	动脉血氧饱和度
SAP	Severe Acute Pancreatitis	急性重症胰腺炎
SBP	Systolic Blood Pressure	收缩压
SCA	Sudden Cardiac Arrest	心脏骤停
SCR	Serum Creatinine	血清肌酐
SD	Sudden Death	猝死
sPESI	simplified Pulmonary Embolism Severity Index	简化肺栓塞严重程度指数
SpO₂	pulse Oxygen Saturation	指脉搏血氧饱和度
STEMI	ST segment Elevation Myocardial Infarction	ST段抬高型心肌梗死
T	Temperature	体温
TIMI	Thrombolysis in Myocardial Infarction	心肌梗死溶栓治疗
TSH	Thyroid Stimulating Hormone	促甲状腺激素
TTM	Targeted Temperature Management	目标体温管理
TURP	Transurethral Resection of the Prostate	经尿道前列腺电切术
TURS	Transurethral Resection of the prostate Syndrome	经尿道电切综合征
UA	Unstable Angina	不稳定心绞痛
UFH	Unfractionated Heparin	普通肝素
VMA	Vanilla Mandelic Acid	香草扁桃酸
Vt	tidal Volume	潮气量
Vte	expiratory tidal Volume	呼气潮气量
WBC	White Blood Cell	白细胞